Kontaktadresse nach EU-Produktsicherheitsverordnung:
produktsicherheit@droemer-knaur.de

KNAUR

Von Kim da Silva ist bei Knaur außerdem erschienen:
Gesundheit in unseren Händen

Über den Autor:
Kim da Silva, geboren 1943, lebte und arbeitete in Berlin und Bangkok. Seiner 25-jährigen Tätigkeit als Chemiker in Forschung und pharmazeutischer Industrie folgten Anfang der 70er Jahre intensive Studien der indischen und chinesischen Philosophie, der Yogawissenschaften und verschiedener östlicher und westlicher Methoden der Energiebalance und der Selbstheilung.
Studienaufenthalte führten ihn nach Japan, China, Taiwan, Indien, Myanmar, Thailand und in die USA. Meister Mantak Chia bildete ihn zum Lehrer für Tao-Yoga aus. Kim da Silva ist Begründer des EM-K-Systems (Eternal Movement Kinesiologie).
Ab 1987 war er als Autor und Lehrer für östliche Philosophien und Heilmethoden tätig, neben Vorträgen und Seminaren führte er auch persönliche Beratungen durch.
Es sind sieben Bücher von ihm erschienen.
Kim da Silva ist im Mai 2016 in Bangkok verstorben.

Kim da Silva

Der Körper in unseren Händen

Mudras zur Balance der Gesundheit
und zum Verstehen von Krankheiten

KNAUR

Besuchen Sie uns im Internet:
www.droemer-knaur.de

Völlig überarbeitete Neuausgabe Juni 2013

Ein Imprint der Verlagsgruppe
Droemer Knaur GmbH & Co. KG, München

Covergestaltung: ZERO Werbeagentur, München
Coverabbildung: Kim da Silva
Abbildungen im Innenteil: Kim da Silva
Satz: Adobe InDesign im Verlag
Printed in Germany
ISBN 978-3-426-87409-7

6 8 7

*Ein Buch entsteht, und viele sind daran beteiligt. –
Ich danke allen Mitarbeitern, die mich bei der
Entstehung dieses Buches unterstützt haben,
und freue mich über die vorliegende Neuausgabe.*

*Ich danke meinen Lehrern und widme ihnen
dieses Buch.*

INHALT

Zu diesem Buch 15

Einleitung 19

Betrachtung zu Gesundheit und innerer Klarheit 19

1. Uns selbst besser kennenlernen 21

Die Betrachtung unseres Ist-Zustands 21

Die Bestandsaufnahme 22

Der Umgang mit uns selbst 24

Wie verändern wir etwas? 24

Selbsterkenntnis 24

Nichts beschönigen 27

Falsche Vergleiche und äußere Umstände 27

Selbstbetrachtung – die eigene Zielsetzung 29

Der Umgang mit uns selbst und der Umwelt 30

Selbstbetrachtung – die Betrachtung unserer Mitmenschen 30

Selbstbetrachtung – die Betrachtung äußerer Bedingungen 31

Selbstbetrachtung – unsere Reaktionen auf die Umwelt 32

Selbstbetrachtung – die Reaktionen der Umwelt auf uns 32

Gesundheit, Krankheit und der Aspekt von innen und außen 34

2. Die Basis – unser Körper 35
»The first duty is to fix your body« 35
Wir müssen uns um unseren Körper kümmern 36
76 Mudra zur Balance des Körpers als Basis 38

3. Die Funktion der Energien und ihre Beziehungen untereinander 39
Die Fünf Elemente 39
Alles beginnt mit den Fünf Elementen 39
Die Qualitäten der Fünf Elemente 40
Die Zyklen der Fünf Elemente 42
Der Versorgungszyklus 42
Der Kontrollzyklus 43
Die Balance der Zyklen 45
Zum Begriff Zyklus 46
Die Familie in den Elementen 46
Die Balance der Fünf Elemente 50
Das Erd-Element 50
77 Mudra zur Balance des Erd-Elements 52
Das Metall-Element 54
78 Mudra zur Balance des Metall-Elements 57
Das Wasser-Element 59
79 Mudra zur Balance des Wasser-Elements 61
Das Holz-Element 63
80 Mudra zur Balance des Holz-Elements 64
Das Feuer-Element 66
81 Mudra zur Balance des Feuer-Elements – organisch . . 68
82 Mudra zur Balance des Feuer-Elements – energetisch . 70
Die Meridiane 72
Die Meridian-Ordnung in den Fünf Elementen . . . 73

4. Energie und Balance 75
Zum Begriff Energie 75
Zum Begriff Balance 76

5. Flexibilität ist Gesundheit 77
Flexibilität 77
Flexibilität im Körper 78
83 Mudra zur Flexibilität im Körper 79
Flexibilität im Bewusstsein 80
84 Mudra zur Flexibilität im Bewusstsein 81
Flexibilität als Lebensphilosophie 82
85 Mudra zur Flexibilität als Lebensphilosophie 83

6. Der Energieablauf im 24-Stunden-Rhythmus 84
Die Organuhr 84

7. Zum Verstehen der Balance unserer Befindlichkeiten 87
Jede Krankheit beginnt mit Unterenergie 87

8. Wichtige Energiesysteme in unserem Körper 90
Atmung 90
Ionisation 93
86 Mudra zur Balance der Ionisation 95
Atemreflex 96
87 Mudra zur Balance des Atemreflexes 98
Atemführung 99
88 Mudra zur Balance der Atemführung 101
Gehirnintegration 102
89 Mudra zur Balance der Gehirnintegration 104

Herzintegration ... 105
90 Mudra zur Balance der Herzintegration ... 107
Die Verbindung von Gehirn- und Herzintegration ... 108
91 Mudra zur Balance der Verbindung von Gehirn- und Herzintegration ... 109
9. Bewegung – die Ernährung unseres Körpers ... 110
10. Gesundheit und Krankheit ... 112
Betrachtungen zur Gesundheit ... 112
92 Mudra zur Basis der Gesundheit ... 113
Betrachtungen zur Krankheit ... 114
Krankheit und Lernen ... 115
93 Mudra zu Krankheit und Lernen ... 117
Krankheit und ihre Funktionen ... 118
94 Mudra zur Krankheit und ihren Funktionen ... 120
Krankheit und Gesellschaft ... 121
95 Mudra zu Krankheit und Gesellschaft ... 123
Krankheit und Sozialgefüge ... 124
96 Mudra zu Krankheit und Sozialgefüge ... 126
Gesundheit hat viele Aspekte ... 127
Die Stufen der Gesundheit ... 127
97 Mudra zu den Stufen der Gesundheit ... 129
Warum es bei gleichen Symptomen unterschiedliche Wege der Heilung gibt ... 130
Verantwortung ... 131
98 Mudra zur Klarheit und zur Erkenntnis von Verantwortung ... 133
Selbstverantwortung ... 134

11. Weitere wichtige Systeme für die Balance des Körpers und der Emotionen 136
Das Kiefergelenk 136
99 Mudra zur Balance des Kiefergelenks 138
Der Cloacal-Reflex 139
100 Mudra zur Balance des Cloacal-Reflexes 140
Klarheit in den Emotionen 141
101 Mudra zur Klarheit in den Emotionen 142

12. Die Psychologie der Fünf Elemente 143
Die Psychologie der Fünf Elemente im Versorgungszyklus 146
Die Psychologie der Fünf Elemente im Kontrollzyklus . . . 148

13. Was bewegt unseren Körper, wenn wir ohne Bewusstsein sind? 150
Der Lungen-Meridian 150
102 Mudra zur Balance des Lungen-Meridians 151
Der autonome Bewegungsreflex 152
103 Mudra zur Balance des autonomen Bewegungsreflexes 153
Der autonome Selbstheilungsreflex 154
104 Mudra zur Balance des autonomen Selbstheilungsreflexes 155

14. Kommunikation 156
Kommunikationsfähigkeit 158
105 Mudra zur Kommunikationsfähigkeit 161
Kommunikation und Sprache 162
106 Mudra zu Kommunikation und Sprache 164

Nonverbale Kommunikation 165
107 Mudra zur nonverbalen Kommunikation 167
Kommunikation und Mitgefühl 168
Klare Kommunikation mit uns selbst 168
108 Mudra zur klaren Kommunikation mit uns selbst .. 170
Betrachtungen zur Kommunikation 171

15. Bewusstsein 172
Ego-Bewusstsein – Bewusstsein erweitern 173
109 Mudra zum Bewusstsein 175
Raum der inneren Begegnung 176
Verlust der Stille und Leere 176

16. Stille 178
110 Mudra zur Stille 179

17. Die drei goldenen Paläste 180
Leere im Gehirn 180
111 Mudra zur Leere im Gehirn 181
Leere im Herzen 182
112 Mudra zur Leere im Herzen 183
Leere im sexuellen Zentrum 184
113 Mudra zur Leere im sexuellen Zentrum 185

18. Energie und Balance 186
Mudra-Zyklus zum Energieaufbau 188
114 Erstes Aufbau-Mudra: Erkennen 188
115 Zweites Aufbau-Mudra: Aufnehmen 189
116 Drittes Aufbau-Mudra: Verarbeiten 190

Mudra-Zyklus zur Balance 191
117 Erstes Balance-Mudra: Bewusstsein 191
118 Zweites Balance-Mudra: Wissen 192
119 Drittes Balance-Mudra: Gleichklang – die Balance . . 193

19. Die Erkenntnisse anwenden 194
Die Natürlichkeit der Selbsterkenntnis 194
120 Mudra zur Natürlichkeit der Selbsterkenntnis 195
Unseren Tagesablauf gestalten 196
121 Mudra zur Konzentration und Klarheit
in unseren Handlungen 197

Anhang 198
Historisches zur Balance durch Energie 198
Zum Begriff Mudra 199
Praktische Hinweise zur Anwendung der Mudras 200
Die Nummerierung der Mudras 200
Fingerbeweglichkeit 200
Die anatomische und energetische Nomenklatur . . 201
Der Umgang mit den Mudras 201
Die Haltetechnik 202
Mindestabstand 202
Wozu dient der Mindestabstand? 202
Mudra-Wege 202
Das Mudra-Buch ersetzt nicht den Arzt 203
Fragen und Antworten 204
Über den Autor 210
Grüner Tee – zur energetischen Unterstützung 212
Kontakt 217

ZU DIESEM BUCH

In all den Jahren, in denen mich das Studium der Energielehre und die Arbeit mit den Mudras jetzt begleiten, sind die Mudras kostbarstes Werkzeug geworden – ein zuverlässiges und flexibles Werkzeug im Wandel der Zeit.

Dieses zweite Mudra-Buch ist als Arbeits- und Lernbuch gedacht. Als Fortsetzungsband trägt es nicht die Überschrift *Mehr Mudras für mehr Symptome* oder *Bessere Mudras für eine schnellere Balance,* sondern dient der Vertiefung weiterer Zusammenhänge unserer Gesundheit und der Verbesserung unserer Kommunikation mit unseren angeborenen Selbstheilungskräften.

Das erste Buch *Gesundheit in unseren Händen* enthält als energetische Hausapotheke und praktisch anzuwendendes Nachschlagewerk Mudras zur Unterstützung im alltäglichen Geschehen, bei Krankheiten und in allen Stresssituationen. Jedem Symptom ist ein Mudra zugeordnet, das in direktem Bezug angewendet werden kann.
Darüber hinaus beschäftigt sich die vorliegende Auswahl an Mudras mit den Erkenntnissen, die uns zu einem besseren Verstehen von Gesundheit, Balance und Krankheit führen.
Durch die Balance mit den Mudras und die Stärkung unserer Energie kann unser Verstehen darüber wachsen, warum wir überhaupt zu unseren Imbalancen, zu Ungleichgewichten, gekommen sind. Und genau an diesem Punkt setzt die vertiefende Arbeit mit den Mudras ein. So können wir damit beginnen,

uns jedes Mal, wenn wir Beschwerden haben oder Krankheiten entstehen, nicht nur eine, sondern immer zwei Fragen zu stellen. Wir dürfen nicht nur nach Wegen der Heilung fragen, sondern müssen uns auch immer die Frage stellen, warum uns etwas geschieht.

Mit diesen Fragen zu beginnen, uns selbst zu schulen, die Ursachen von Gesundheit und Krankheit besser verstehen zu können und uns dafür Anregung und Anleitung zu holen ist ein Weg, der mit diesem Buch beschritten werden kann.
Krankheit ist ein Mittel unseres Körpers zur Kommunikation mit uns. Sie kommt nicht wie eine plötzliche Laune angeflogen, um uns zu schaden. Durch Krankheit und Imbalancen können wir lernen. Jede Krankheit hat eine Funktion und fördert uns im Erkennen des Lebens. Somit kann die Krankheit zu einem Lehrer werden, der uns in einzigartiger Form in der Gesundheit fördert. Wenn wir wissen, wodurch sie entstanden ist und was sie uns vermitteln will, können wir in weiterer Folge gesunden.
Die Funktionen unserer Organe, der Meridiane, der Elemente und von anderem stehen in wechselseitiger Beziehung und sind von bestimmten inneren und äußeren Einflüssen abhängig – unsere Emotionen, unser Denken und unser Sprechen spielen dabei ebenso eine Rolle wie auch unser Essen oder unser Bewegungsverhalten.
Das Wissen um die Zusammenhänge schult uns, Imbalancen, ihre Auswirkungen und die Ursachen von Krankheit besser zu verstehen.

Dieses Buch erhebt niemals den Anspruch, schulmedizinische Heilkunst zu ersetzen. Es ist als Erweiterung der eigenen Balance im energetischen Bereich zu verwenden. Mir liegt es

fern, Bestehendem entgegenzutreten. Mit diesem Buch will ich die Sicht auf die Dinge erweitern, die uns in der Gesundheit und Balance fördern.
Wir wissen, dass es in der Schulmedizin gute Methoden gibt, um Krankheiten zu heilen. Jedoch gibt es sehr viele funktionelle Störungen, bei denen die Schulmedizin trotz großer Bemühungen nur bedingt helfen kann.

Die Erkenntnisse dieses Buches und die Anwendung der Mudras lassen uns unseren Körper in unsere Hände nehmen. *Meinen Körper in meine Hände nehmen* war der bisherige Titel dieses Buches, seine Bedeutung behält nach wie vor Gültigkeit.

Ich wünsche jedem Leser Mut zur Entdeckung jener Ursachen, die zu den eigenen Imbalancen geführt haben, und Freude, Ausdauer und Erfolg auf dem Weg der Balance und des Erkennens des Lebens.

Kim da Silva
Berlin, 2013

EINLEITUNG

Betrachtung zu Gesundheit und innerer Klarheit

In einer sehr nach außen hin orientierten Welt, in der wir uns mit wirtschaftlichem Wachstum, Leistungs- und Effizienzsteigerung, mit besseren Strategien im Wettbewerb und Konkurrenzkampf beschäftigen und in der es häufig um Geschwindigkeit und Lautstärke geht, beanspruchen wir unsere Sinne zunehmend einseitig. In wirklicher Gesundheit zu leben bedeutet, die Polaritäten in unserem Leben zu kennen und zu beachten und damit möglichst alle uns zur Verfügung stehenden Kräfte zu unserer Entwicklung und unserem Wohle zu nutzen. So besteht für das Leben in unserer Gesellschaft für jeden einzelnen Menschen die wirkliche Herausforderung und Notwendigkeit, den Ausgleich der Polaritäten zu fördern. Zum Äußeren gehört das Innere – nur im Äußeren zu leben ermöglicht keine Gesundheit. Die Zerstreuung unserer Sinne im Äußeren verhindert unsere Konzentration im Inneren, die Hastigkeit verhindert die Ruhe.

Wirkliche Konzentration entsteht nur in der Ruhe. Und zur Gesundung und Gesunderhaltung brauchen wir diese Ruhe und die Konzentration auf unsere Kräfte im Inneren. Befinden wir uns in einem Lebensrhythmus, in dem jeder Tag nahtlos ausgefüllt ist und wir eingebunden sind in viele äußere Funktionen und Beschäftigungen, kann es sein, dass wir die Fähigkeit, uns selbst wahrzunehmen, erst wieder entwickeln müssen. Viele Menschen können Stille fast nicht mehr ertragen.

Die Entwicklung einer gewissen inneren Distanz ist nötig, um wieder wahrzunehmen, wo man sich selbst – jenseits aller Funktionen – im Moment befindet.
Die Entwicklung einer inneren Distanz ist der erste Schritt zur Betrachtung der eigenen Gesundheit, die unmittelbar mit unserer inneren Klarheit verbunden ist.

1. UNS SELBST BESSER KENNENLERNEN

Die Betrachtung unseres Ist-Zustands

Vielfach ist es so, dass wir zwar Anzeichen von Krankheit bemerken, uns jedoch, solange wir mit verschiedenen Zusatzstoffen und Medikamenten noch halbwegs funktionsfähig bleiben, nicht als krank bezeichnen. Klingt ein Symptom ab, vergessen wir es auch wieder. Wir machen uns kaum bewusst, welchen Einsatz an Hilfsmitteln es bedeutet und welche Energie es unseren Körper kostet, einen labilen Gesundheitszustand aufrechtzuerhalten. Wir gewöhnen uns an diese kleinen »Zipperlein« und die vermeintlich einzelnen Störungen und nehmen nicht wahr, dass sie zusammenhängend den Beginn einer Imbalance unseres gesamten Körperfunktionsablaufs darstellen. Unser Körper sendet Signale, um uns darüber zu informieren, dass seiner reibungslosen Funktion etwas im Wege steht. Das bedeutet, dass unser Lebenskonstrukt oder unsere Art zu leben, eine Form angenommen hat, die nicht mehr körperkompatibel ist. An diesem Punkt ist unser Innehalten nötig, um in Stille wahrzunehmen, was ist und wie wir zu wirklicher Heilung und Selbstheilung gelangen können.

Die Bestandsaufnahme

Zur Bestandsaufnahme gehört die Wahrnehmung unserer eigenen Empfindungen und damit die Fragen an uns selbst: Wie ist mein Empfinden und was stört es? Was habe ich für Empfindungen, die nicht zu einer wirklichen Gesundheit gehören?

Eine sehr wertvolle Praxis der Bestandsaufnahme ist es, am Abend fünf bis zehn Minuten lang den Tag Revue passieren zu lassen, um dann aufzuschreiben, wie wir uns in den verschiedenen Stunden gefühlt haben und wie unser Umgang mit uns selbst und der Umwelt aussah.

Die Beobachtungen können beispielsweise lauten: Ich komme morgens schlecht raus, ich habe morgens keinen Hunger, ich habe morgens zu viel Hunger, mir drückt der Kopf, ich habe schon keine Lust, den Tag zu beginnen, wenn ich nur an die Fahrt zur Arbeit oder an meine Arbeitskollegen denke, es gibt bestimmte Zeiten am Tag, da bin ich etwas hektisch oder könnte todmüde einschlafen, das ist genau die Zeit, zu der mich niemand ansprechen darf.

Das sind bereits Merkmale, die wir beachten müssen, wenn wir wirkliche Gesundheit anstreben.

Anfangs kann für die Bestandsaufnahme ein Zeitraum von einer Woche gewählt werden, um täglich oder jeden zweiten Tag diese kurze Tagesrückschau zu halten. Haben Sie es ausprobiert und können Nutzen daraus ziehen, wird Sie diese Praxis immer wieder zu hilfreichen und grundlegenden Erkenntnissen führen.

Ein ergänzender Hinweis zur Umsetzung: Bevor wir mit etwas Neuem beginnen, stellen wir normalerweise zuerst Überlegungen an und wägen im Vorfeld ab, ob es sich wohl lohnt und welchen Einsatz es bedeutet. Sollten Sie bemerken, dass Sie vor dem ungehemmten Ausprobieren dieser fünf- oder zehnminütigen Rückschau von ähnlichen Gedanken beschlichen werden wie etwa: Wenn ich wirklich alles aufschreibe, dann kommt doch da viel zusammen, und wie soll ich das in irgendeine Balance bringen? In welchem Zusammenhang steht das überhaupt zu meiner Gesundheit? Vielleicht kümmere ich mich besser nicht darum. Es wird doch auch so weitergehen. Irgendwie komme ich schon über die Runden, ich kann mich einrichten. Dann sei zu Ihrer Ermutigung hier das Folgende ergänzt: Da es in unserem Körper bestimmte Hauptstrukturen gibt, auf deren Grundlage viele Funktionen ablaufen, kann es sein, dass wir zwar eine Vielzahl von Auffälligkeiten bemerken, diese aber auf einen oder wenige gemeinsame Auslöser zurückzuführen sind.

Lassen Sie sich auf Ihrem Weg der Selbstbetrachtung also keinesfalls entmutigen, weder von der Fülle Ihrer Beobachtungen noch davon, wenn sich Ihnen nicht alle Zusammenhänge auf Anhieb zeigen. Mit zunehmender Beobachtung und der Erweiterung Ihrer Kenntnis schärft sich Ihr Blick für die bestehenden Verbindungen. Und Sie erkennen immer klarer, mit welchen Hauptzentren Sie arbeiten können, um viele Auswirkungen zu relativieren.

Wie verändern wir etwas?

Es gibt wohl kaum einen Menschen, der sich in seinem Körper so wohl fühlt, dass er nichts verändern wollte. Doch wodurch werden Veränderungen eigentlich möglich?
Wenn unsere Bestandsaufnahme fundiert war und wir eine Erkenntnis gewonnen haben, dann kann eine Struktur der Veränderung entstehen. Veränderungen entstehen nicht, indem wir sagen: »Aha, das ist falsch, das muss ich jetzt richtig machen«, und dann in vager Vermutung und Eile einfach in die Gegenrichtung laufen. Es ist nicht gesagt, dass das der richtige Weg ist, denn es gibt mehr als zwei Richtungen zur Auswahl. Wenn wir also nicht nur nach dem Prinzip von Versuch und Irrtum leben wollen, müssen wir uns zuerst Orientierung verschaffen. Wollen wir Dinge und Umstände verbessern, brauchen dafür ein gewisses Verstehen und Wissen von den Gegebenheiten und Zusammenhängen. Indem wir lernen, was für unsere Gesundheit und in unserem Leben nützlich ist und was nicht, entwickeln sich eine Struktur der Wandlung und ein sinnvoller Weg. Letztlich gehen Gesundheit, Krankheit, unsere Emotionen, Bedürfnisse und Gefühle immer von uns selbst aus. Also müssen wir uns selbst kennenlernen. Dabei mit dem Sichtbaren zu beginnen, nämlich mit unserem Körper, ist naheliegend.

Selbsterkenntnis

Wenn wir etwas nicht oder nur teilweise kennen, ist es schwierig für uns, damit umzugehen. Nur für etwas, das wir kennen,

können wir auch Verantwortung übernehmen. Und in dem Maße, in dem wir lernen, uns selbst zu erkennen, können wir auch nur lernen, verantwortlich mit uns umzugehen. Wachsende Selbsterkenntnis bedeutet, auch die Dinge, Handlungen und Emotionen, die uns schaden, immer leichter zu erkennen und aufzugeben.
Der Körper ist unser Freund. Wir haben nur diesen einen Körper. Wir behandeln ihn oft schlecht. Unser Drang nach bestimmten Dingen, unsere Bedürfnisse, unsere Neigungen sowie unser Wünschen und Wollen sind es, die unserem Freund nützen oder auch schaden können. Indem wir lernen, uns selbst zu erkennen, uns selbst zu betrachten und in unserem Handeln zu beobachten, schulen wir unsere Wahrnehmung – wir lernen wahrzunehmen, wie wir unseren Freund behandeln. So führt unsere Selbstbetrachtung zu wachsender Selbsterkenntnis und Verantwortung.

Auf dem Weg der Selbsterkenntnis brauchen wir tiefste Aufrichtigkeit und Ehrlichkeit zu uns selbst. Dazu müssen wir unsere innere Stärke und unser Selbstbewusstsein entwickeln, um vor uns selbst und vor anderen Fehler eingestehen zu können. Wir müssen aber auch die Fähigkeit haben, uns zu entschuldigen, und den Willen entwickeln, unser Verhalten zu ändern, wenn wir etwas als falsch erkannt haben.

Die Einstellung unserer Gesellschaft unterstützt uns bei diesem Schritt immer seltener. Es wird dadurch für uns nicht leichter, doch umso wichtiger, uns um unsere innere Entwicklung zu kümmern. Fehler zu haben und sie dann auch noch einzugestehen gilt allgemein nicht mehr als Stärke, sondern als Schwäche. Und auch in Familien und Freundeskreisen will man sich möglichst immer gut und fehlerfrei darstellen. So ist es zu einer verbreiteten Verhaltensweise geworden, aus Fehlern immer neue Konstrukte zu erstellen, um besser dazustehen. In Unkenntnis der Folgen dieses Verhaltens und aus Angst vor Ausgrenzung und Bloßstellung hemmen wir dadurch einen wichtigen Schritt unserer Selbsterkenntnis. Wenn man seine eigenen Handlungen nicht wirklich klar beurteilt, wird man in dem Sinne halbherzig, dass man sagt: »Okay, das war jetzt nicht gut, aber so schlimm war es auch nicht.« Daraus resultiert eine Lebenshaltung, die es uns immer wieder schwermacht, Richtiges von Falschem zu unterscheiden. So lernen wir nicht aus unseren Fehlern und wiederholen sie leider viel zu oft. Die damit verbundenen Emotionen können über verschiedene Stufen zu Imbalancen und Krankheiten führen.

Es geht also darum, eine reale Selbsteinschätzung zu haben und Verantwortung für das eigene Handeln zu übernehmen, und nicht darum, sich ständig zu entschuldigen und sich fortwährend als fehlerhaft zu empfinden. Dies, genauso wie das Ignorieren der eigenen Fehler und ihrer Folgen, bringt uns nicht weiter.

Nur wenn wir eine klare Wahrnehmung und Einschätzung haben, können wir aus Fehlern lernen. Unsere eigene Bewertung ist natürlich, wenn wir zum Beispiel sagen: »Das war nicht gut. Ich erkenne, was zu dieser Handlung geführt hat. Ich habe nicht aufgepasst und war zu hastig. Nächstes Mal passe ich besser auf, bevor ich spreche oder etwas tue, und dann werden meine Handlungen anders.«

Wenn wir diese Lebenshaltung einnehmen, können wir zu uns selbst stehen. Dann lernen wir uns kennen und fördern unsere Selbstverantwortung. Und egal, wie andere uns beurteilen, wir müssen uns dann nicht mehr rechtfertigen. Denn wir sind uns darüber bewusst, dass der andere uns vielleicht nicht immer so erkennt, wie wir uns selbst kennen. So wachsen das Vertrauen zu uns selbst, das Bewusstsein für unsere Handlungen und die Klarheit in unserem Leben.

Nichts beschönigen

Gesundheit beginnt in unserem Denken und mit unserer eigenen Bewertung. In unserer Gesunderhaltung und auf unserem Weg der Gesundung müssen wir lernen, uns selbst zu einem guten Begleiter zu werden, eigene Fehler und Schwierigkeiten nicht zu verstecken oder zu verdrängen, sondern diese in Klarheit und Ruhe zu betrachten, um aus ihnen lernen zu können. Indem wir Dinge beschönigen oder Ausreden finden, täuschen wir uns nur selbst und verbauen uns die Möglichkeit der wirklichen Betrachtung und Erkenntnis.

Falsche Vergleiche und äußere Umstände

Die eigene Bestandsaufnahme bringt uns Klarheit. Durch Klarheit gewinnen wir Aufrichtigkeit. Auf dem Weg der Aufrichtigkeit ist es wichtig, dass wir darauf achten, uns nicht selbst zu täuschen. Dazu verleiten wir uns selbst häufig, indem wir falsche Vergleiche vornehmen oder äußere Umstände dafür verantwortlich machen, dass sich bestimmte Dinge in unserem Leben nicht ändern lassen.
Wenn wir uns mit anderen Menschen vergleichen und sagen »Na, verglichen mit denen, bin ich ja immer noch toll« oder »Ich bin auf jeden Fall besser, als der, der immer so angibt«, dann betrügen wir uns in unserer ehrlichen Selbstbetrachtung. Wenn wir selbst ein Problem haben, löst es sich nicht

auf, indem wir auf Menschen schauen, die andere Probleme haben. Durch falsche Vergleiche weichen wir nur uns selbst aus.
Einen Nutzen haben wir davon, wenn wir uns mit Menschen vergleichen, deren Charakter uns in unserem eigenen Wachstum als Vorbild fördert. Wir können uns von Menschen, die sich um ihre Gesundheit kümmern oder denen es gelungen ist, eigene Probleme zu lösen, anregen lassen. In jedem Fall kommt es aber darauf an, dass wir immer wieder zu uns selbst zurückkehren und die eigene Arbeit aufnehmen.

Eine andere Methode des Ausweichens vor uns selbst ist es, Verantwortung von uns zu weisen und sie auf äußere Umstände zu schieben. Unser Gewissen ist jedoch eine Instanz in uns, die wir nicht belügen können. Wenn uns unser Gewissen sagt, »in dieser oder jener Sache lagst du vielleicht doch nicht so richtig«, und unsere innere Struktur zu schwach und zu ängstlich ist, um das zugeben zu können, flüchten wir vor der ehrlichen Selbsterkenntnis und schieben die Verantwortung auf die äußeren Umstände. Meist fallen uns viele Gründe ein, die wir verantwortlich machen können: »Ja, das war ja so und so, ich hatte es eilig. Ich hatte viel zu tun und war gestresst. Eigentlich hätte ich frei gehabt, ich sollte ja gar nicht kommen. Ich habe jetzt hier ausgeholfen und habe das Beste getan. Besser ging es nicht. Und dann ist eben der Fehler passiert.«
Auch wenn es äußere Umstände gibt, gehen wir in der ehrlichen Betrachtung anders mit ihnen um. Wir erkennen, wann wir uns auf bestimmte äußere Umstände verlassen haben oder sie vielleicht bequemerweise genutzt haben, ohne sie selbst zu prüfen. Oder wir erkennen, ob es allgemeine Lebensstrukturen sind, mit denen wir es zu tun haben und mit denen jeder

Mensch umzugehen lernen muss. Auch hierbei können wir uns wieder helfen, indem wir uns um unsere innere Stärke und unser Selbstbewusstsein kümmern und unsere Unterscheidungsfähigkeit und innere Klarheit stärken.

Selbstbetrachtung – die eigene Zielsetzung

Auf dem Weg zur Verbesserung unserer Selbsterkenntnis und unserer Gesundheit ist es ein großes Ziel, Distanz zu den äußeren Geschehnissen zu bekommen und die Frage nach den Gemeinsamkeiten aller für uns schlimmen Geschehnisse stellen zu können.
Gedanken zur Gemeinsamkeit der Geschehnisse könnten sein: Sie bringen meine Emotionen und mein Gemüt in Unruhe, oder sie stören meine Atmung, ich bekomme kaum noch Luft bei all diesen Hiobsbotschaften. Durch mehr Distanz und durch ausreichend Raum zum Atmen können wir in den Raum der Erkenntnis kommen.
Weitere Zielsetzungen liegen darin, den Raum zum Überlegen zu haben, umdenken und zwischen der äußeren Welt und uns selbst sowie zwischen der Krankheit in der Gesellschaft und der Gesundheit in uns unterscheiden zu können. Ziel ist es, unsere Energie anzuheben und zu stärken, um Klarheit und Unterscheidungskraft zu gewinnen und nicht allen Geschehnissen, die um uns stattfinden, ausgeliefert zu sein. Denn ohne Energie können uns auch die schönen Dinge in unserem Leben nicht erfreuen. Vielmehr können sie dann zur Last werden. Haben wir hingegen genug Energie und Kraft, können wir Teil der Schönheit sein und es genießen, wenn uns Schönheit und Erfüllung begegnen.

Selbstbetrachtung – die Betrachtung unserer Mitmenschen

Unser Körper sendet Signale und dient uns als Kompass in unserem Leben. Durch seine verschiedenen Zeichen – Gefühle, Bedürfnisse, Befindlichkeiten, Balancen und Imbalancen – erhalten wir ein Feedback darüber, wie wir uns in unserer Umwelt bewegen.
Und wie verhalten wir uns gegenüber unserer Umwelt und unseren Mitmenschen? Wir nehmen sie gerne wahr, wenn sie uns nützlich erscheinen, und wollen sie ignorieren, wenn wir denken, dass sie uns nicht entsprechen oder uns schaden könnten, ganz nach dem Motto: Wenn die anderen nicht wären, dann ginge es mir gut, und ich wäre gesund.
Was sich dieser Betrachtung jedoch entzieht, ist die Unterstützung, die wir durch die Gemeinschaft mit anderen Menschen erhalten. Ohne die mitmenschliche Gemeinschaft wären die meisten von uns vermutlich gar nicht lebensfähig. Die beängstigende Vorstellung, in allen Bereichen unseres Lebens auf uns allein gestellt zu sein, macht deutlich, dass andere Menschen für uns sehr wichtig sind. In unserer Betrachtung über Nutzen oder Schaden können wir gelassener werden, wenn wir uns mit den Gesetzmäßigkeiten der Polaritäten beschäftigen. Nutzen und Schaden – beides existiert in unserer Welt und steht in ständigem Wechsel und Wandel. Schaden muss nicht Schaden bleiben, und Nutzen bleibt nicht immer Nutzen. Und dieses Plus und Minus ist es, was unser Leben, unsere Lebensstruktur und unseren Fortbestand auf dieser Erde erhält.

Selbstbetrachtung – die Betrachtung äußerer Bedingungen

Für unsere Gesundung und Gesunderhaltung ist es von entscheidender Wichtigkeit, zu erkennen, ob wir unsere Kräfte sinnvoll, also dort, wo sie etwas bewirken können, einsetzen oder nicht. Wandern wir zum Beispiel durch Wald und Wiesen, und ein großer Erdhügel versperrt uns plötzlich den Weg, dann rufen wir mit Sicherheit nicht aus: »Oh man, das passt mir jetzt aber gar nicht, dass der Hügel hier steht. Damit kann ich nicht leben.« Und wir beginnen wohl auch nicht damit, den Hügel abzutragen, um genau an dieser Stelle auf gerader Strecke weitergehen zu können. Wir erkennen sofort, dass sich die Arbeit nicht lohnt und dass es ein Leichtes ist, um den Hügel herum oder über ihn hinweg zu gehen, um unseren Weg fortzusetzen.

Im übertragenen Sinn gibt es hierzu viele Beispiele in unserem Leben, anhand derer wir unsere Einstellungen prüfen können. Oft legen wir für uns in unserem Lebenskonstrukt selbst Bedingungen fest, die uns unnötigerweise in unserem Voranschreiten hindern. Und je länger wir daran festhalten, umso mehr Energie verbrauchen wir am falschen Ort.

Wenn wir bemerken, dass wir im Umgang mit äußeren Strukturen, mit allem, was von außen an uns herangetragen wird – seien es politische Themen oder Themen unseres Sozialgefüges –, erst dann »damit leben« können und erst aufhören, uns zu ärgern oder traurig zu sein, wenn wir alles für uns als »stimmig« empfinden, sollten wir innehalten und unsere Kräfteverteilung prüfen.

Haben wir genügend Energie zur Verfügung, können wir lernen, Achtsamkeit, Unterscheidungsfähigkeit und Flexibilität zu entwickeln, und unser Denken und Handeln lässt sich ändern.

Selbstbetrachtung – unsere Reaktionen auf die Umwelt

Wir leben in einer Gesellschaft und in einer Welt, die uns immer wieder in Atem halten kann. Ungerechtigkeit und Unvernunft sind überall. Durch die Medien können wir uns mit Ereignissen und Missständen überfluten lassen: mit richtigen und falschen, mit großen und kleinen und zunehmend auch mit kleinen, die uns übertrieben und voller Emotionen präsentiert werden. Die Fülle ist groß, und die Relationen verschieben sich. So ist es auch hier wieder wichtig, dass wir uns nicht verlieren und wieder zu relativieren lernen.

In dieser Situation ist es nicht einfach, sich so weit zurückzunehmen, dass man sagen kann: »Ich erkenne, dass es so ist. Wenn ich jetzt darüber rede oder mich von der allgemeinen Meinung mitreißen lasse, wird es aber nicht besser.«

Alles, was wir im Äußeren sehen, hat einen Effekt auf unser Leben und auf unsere Gesundheit. Vieles davon verwirrt uns in unserer Klarheit. Und wir wissen, dass wir vieles nicht ändern können. Auch wenn wir nichts ändern können, können wir aber darauf achten, dass wir ein Teil der Balance bleiben und nicht selbst noch Teil des Elends werden.

Selbstbetrachtung – die Reaktionen der Umwelt auf uns

Uns selbst zu erkennen ist einfach und kompliziert zugleich. Schwierig ist es, weil uns in unserer Selbstbetrachtung immer ein Teil vorenthalten bleibt, nämlich die Sicht von außen auf uns selbst. Wir können uns zwar im Spiegel sehen, doch selbst da sehen wir uns seitenverkehrt. In den alten Schriften heißt es: »Das Auge kann alles sehen, aber das Auge kann sich selbst nicht sehen.«

Doch wir können die Sicht der Umwelt auf uns nutzen, um mehr über uns zu erfahren und den uns fehlenden Teil zu ergänzen.
Da natürlich unseren Mitmenschen in ihrer Sicht auf uns unser Teil des Inneren fehlt, steigt mit der Information, dass die Reaktion anderer Menschen für uns wichtig ist, vielleicht zuerst Unbehagen in uns auf. Denn wir fühlen uns von außen oft falsch eingeschätzt. Doch mit dem Wissen um die zwei Sichtweisen, die sich dann zu einem Ganzen fügen können, können wir uns von diesem möglichen, spontanen Unbehagen getrost wieder verabschieden. Und doch ist unsere anfängliche Reaktion verständlich, denn wir haben uns in unseren ersten Lebensjahren daran gewöhnt, ausschließlich die Sicht aus uns heraus zu haben. Damit verbindet sich ein Gefühl der Vertrautheit, und wir geben Vertrautem spontan immer einen höheren Wert.
Bei genauerer Betrachtung erkennen wir als Heranwachsender und als erwachsener Mensch aber sehr bald, dass wir uns in unserer eigenen Einschätzung auch gelegentlich täuschen können. Dadurch wissen wir, dass eben beide Sichtweisen irren können. Eigentlich wissen wir das. Doch aus Gewohnheit wird es uns vermutlich immer wieder passieren, dass wir versuchen, die Bedeutung der Reaktionen unserer Mitmenschen auf uns kleiner zu machen, als sie ist.

Alles, was von uns ausgeht, bewirkt eine Reaktion in der Umwelt, die wiederum zu uns zurückkommt. So haben wir die Möglichkeit, uns besser wahrzunehmen und die Wirkungen, die von uns ausgehen, zu kontrollieren. So einfach ist das im Grunde und so schwierig zugleich. Uns fehlen meist nur die Umsetzung und die Übung. Daher erscheint es uns schwierig.

Etwas umzusetzen ist immer ein Prozess. In dem Feld der vorliegenden Zusammenhänge erfolgt die Umsetzung ganz langsam, Schritt für Schritt. Wir müssen uns Zeit geben. Wenn wir uns in diesem Sinn beobachten und bewegen, dann können in ein, zwei, drei, vier oder fünf Jahren Veränderungen sichtbar sein. Der Prozess der Verfeinerung der Persönlichkeit dauert seine Zeit und gehört zu unserer Lebensaufgabe. Prozesse, die langsam, aber stetig verlaufen, sind Strukturen, die uns bleiben.

Gesundheit, Krankheit und der Aspekt von innen und außen

Wenn wir krank sind, gibt es die verschiedensten Methoden und Anwendungen, die von außen auf unseren Körper einwirken. Uns werden Substanzen verabreicht, der Körper wird berührt, bearbeitet und beübt oder auch operiert. Alle diese äußeren Methoden arbeiten aber immer nur etwa zur Hälfte mit uns. Das heißt, selbst wenn eine Operation gelungen ist und die Körperfunktionen soweit stabilisiert sind, ist die Krankheit selbst – deren Auslöser unsere Emotionen und unser Denken sind – noch nicht geheilt. Dazu muss der innere Prozess folgen, der mit unserer ehrlichen Selbsterkenntnis beginnt.

2. DIE BASIS – UNSER KÖRPER

»The first duty is to fix your body«

Unsere wichtigste Aufgabe ist es, dass wir unseren Köper in Ordnung bringen. Dieser Ansatz zieht sich wie ein roter Faden durch die Philosophie der indischen Meister, die ihre Texte oft in englischer Sprache schreiben.
Unser Körper wird als Träger unserer Energie und unserer Seele bezeichnet. Die Meister vergleichen den Körper mit einem Boot, das in einem guten Zustand sein muss, um über den Ozean der Emotionen gesteuert werden zu können. Je mehr wir in unseren Emotionen gefangen sind, desto mehr Imbalancen haben wir, die unseren Körper schwächen und zu Krankheit führen können. Daher besteht die wichtigste Aufgabe darin, unseren Körper in Ordnung zu bringen, unser Leben auszufüllen und unsere Emotionen zu kontrollieren lernen.
Wenn unser Körper – unser Boot – in gutem Zustand ist und uns über den Ozean der Emotionen tragen kann, stehen uns die Emotionen als Kraft zur Verfügung, die wir zur Strukturierung unseres Lebens nutzen können. Trauer, Wut oder Angst sind starke Emotionen, deren Energie sich wandeln und damit für uns nutzbar machen lässt. Im System des Tao-Yoga arbeitet man mit dieser Praxis. Sie stärkt unsere Organ- und Körperenergien, wir werden gelassener und emotional stabiler. Das fördert uns auch im natürlichen Umgang mit unseren Erfahrungen. Schlechte Erfahrungen können besser verarbei-

tet und abgelegt werden und binden unsere Energie nicht länger in der Vergangenheit als notwendig, sondern stehen uns für neue Erkenntnisse zur Verfügung. Wir lernen, uns die guten und nützlichen Dinge in unserem Leben leichter zu merken und das Nichtförderliche abzulegen.
Schlechte Erinnerungen lebendig zu halten kostet unseren Körper täglich mehr Energie. In unverdauten Erlebnissen stecken Emotionen und damit Energie, die der Körper in anderer Form benötigt, um sich gesund zu erhalten. Ist unsere Energie nicht präsent, sondern in der Vergangenheit gebunden, ist unser Boot löchrig. Und wir versinken im Ozean der Emotionen.

Unser Körper ist in seiner Komplexität einzigartig. Er ist fein, empfindsam und gleichzeitig von großer Stabilität. Selbst wenn er stark verletzt wird oder Teile von ihm zerstört werden, kann unser Organismus weiterleben.
Durch unseren Körper entstehen unsere Empfindungen, unsere Gedanken, Gefühle und Bedürfnisse. Wir bedienen uns unseres Körpers und vertrauen darauf, dass er uns durch unser Leben trägt und uns jederzeit zu Diensten steht. Um ihn gesund zu erhalten, müssen auch wir ihm dienlich sein. Es sollte eine Wechselwirkung bestehen.

Wir müssen uns um unseren Körper kümmern

Wenn wir unseren Körper pflegen und uns um seine gute Funktion kümmern, indem wir ihm günstige Bedingungen schaffen, ihn gut ernähren und ihm im nötigten Maß Ruhe, Schlaf und Bewegung geben, lässt sich das mit einem Musikinstrument vergleichen. Will man ein Instrument in seinem vollen Klang erleben, muss man gewisse Rahmenbedingungen schaffen und diverse Voraussetzungen erfüllen: Das Instrument muss gepflegt, gereinigt, gestimmt, beübt, in günstigem Raumklima aufbewahrt und in einem Raum mit guter Akustik gespielt werden. Und wie das Musikinstrument als Mittel dient, schöne Klänge zu erzeugen, so dient unser Körper uns, unseren eigenen Klang - uns Selbst - zu entwickeln. Erst wenn unser Körper in gutem Zustand ist und wir uns nicht ausschließlich um viele kleine Dinge kümmern müssen, haben wir Zeit und Möglichkeit, ihn als unser Instrument zu stimmen und unsere Fähigkeiten, auf ihm zu spielen, auszubilden. Je besser das Instrument gestimmt ist, desto schöner kann sein Klang sein. Und umso klarer die Struktur unseres Körpers ist, desto gesünder ist er. Und je klarer wir im Denken und somit in unseren Emotionen, unseren Bedürfnissen und unseren Gefühlen sind, umso klarer ist auch die Struktur unseres Körpers.

Um zu unserem Selbst zu finden brauchen wir Struktur und Klarheit. Sind wir sehr mit unserem Körper und anderen Dingen beschäftigt, ist unsere Aufmerksamkeit abgelenkt und die Verbindung zu unserem Selbst erschwert.

In unserem Leben gibt es immer wieder Momente, in denen wir in Verbindung mit dem Göttlichen sind. Diese Verbindung kann entstehen, wenn wir etwas sehen, das uns tief berührt, wenn wir die Krankheit oder den Tod eines Freundes erleben oder auch die Geburt eines Kindes und Schönes in uns ist. Ist unser Körper strukturiert, kann unsere Kommunikation mit dem Göttlichen präsenter sein. Gesundheit ermöglicht also weit mehr als nur unsere körperliche Stabilität.

76 Mudra zur Balance des Körpers als Basis

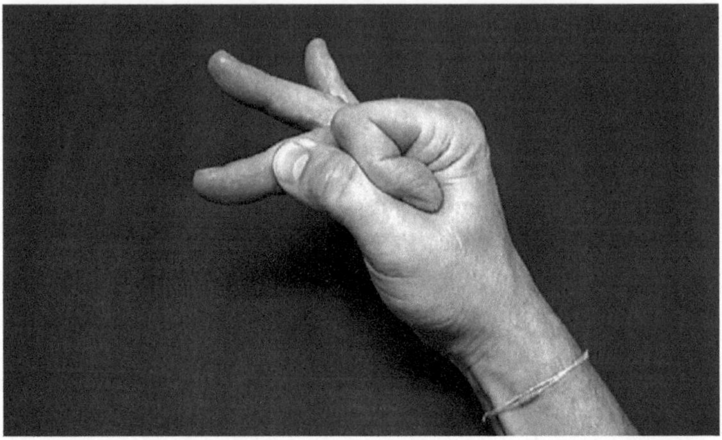

Hände:	rechts oder links
Beschreibung:	Zeigefingerspitze in die Daumengrube, Daumenspitze an zweites Mittelfingerglied – zeigefingerseitig
Zeit:	3 Minuten, mindestens 3 x täglich, 5 Minuten Mindestabstand
Im akuten Fall:	5 Minuten, mindestens 7 x täglich, 1 Minute Mindestabstand
Nutzen:	klärt Organenergien, schützt uns vor »falschen« Meinungen, stärkt das Immunsystem, fördert das Gedächtnis

3. DIE FUNKTION DER ENERGIEN UND IHRE BEZIEHUNGEN UNTEREINANDER

Die Fünf Elemente

Die Lehre der Fünf Elemente ist eine schon seit Jahrtausenden angewendete taoistische Wissenschaft. Durch genaue Beobachtungen der Natur, der Menschen und der Gestirne sah man, wie übereinstimmend die Zusammenhänge zwischen allen Erscheinungen sind.
Das Wissen über die Fünf Elemente wurde zum wichtigen Bestandteil der später entstandenen Traditionellen Chinesischen Medizin (TCM) und ist bis heute von grundlegender Bedeutung für alle Bereiche unseres Lebens – so auch für unser Verstehen von Gesundheit und Krankheit.
Die Lehre der Fünf Elemente ist sehr umfassend. Sie ist ein System der Analyse und Balance zugleich. Wir können lernen, unser Befinden immer klarer zu erkennen und immer klarer mit den Eigenschaften und Einflüssen umzugehen, die in uns wirksam sind und uns umgeben.

Alles beginnt mit den Fünf Elementen

Unser Leben auf der Erde spielt sich im Rhythmus und Wechsel der vier Jahreszeiten ab. Dementsprechend sind die Fünf Elemente zusammengesetzt. Jeder Jahreszeit ist ein Element zugeordnet. Und die Erde, auf der sich die vier Jahreszeiten wandeln, stellt das fünfte Element dar. Die Fünf Elemente werden auch als Wandlungsphasen bezeichnet. Die Fünf Elemente sind: Erde, Metall, Wasser, Holz und Feuer.

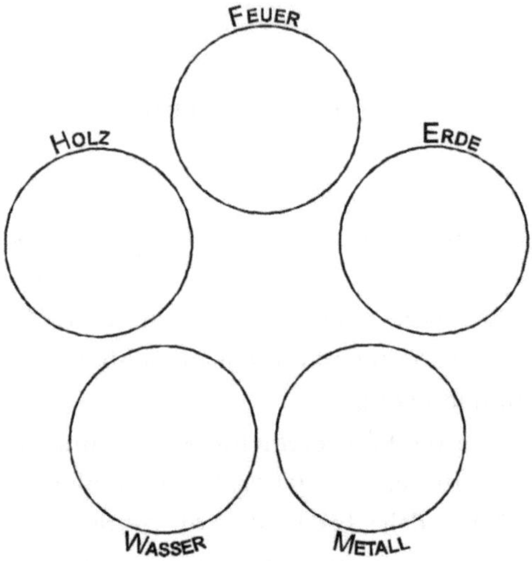

Die Qualitäten der Fünf Elemente

Um die Zuordnung und Wirkung der Fünf Elemente in unserem Körper besser zu verstehen, und um zu erkennen, welche Eigenschaften der Elemente in unserem Körper, in unseren Organen und Organenergien wirksam sind, ist es nützlich, sich das Erscheinen der Elemente in der Natur und in unserem Alltag anzusehen.

Das Metall-Element

Metall ist schwer und kühl. Auf den ersten Blick wirkt Metall sehr widerstandsfähig, beinahe unverletzlich. Eine Blechplatte, die mit einem harten Gegenstand gedengelt wird, zeigt jedoch Spuren und kann stark verändert werden. In der Veränderung verharrt es. Wird es erhitzt, kühlt es nur langsam ab.

Das Wasser-Element

Die Natur des Wassers: Wasser kämpft nicht, es fließt immer zusammen und spart nichts aus. Es fließt auch an Orte, an die sonst nichts gelangt. Fließt Wasser als Gebirgsbach tosend und schäumend ins Tal, ist das ein dramatisches Bild. Unten angekommen jedoch, sammelt es sich, bildet einen Fluss in ruhigem Lauf oder einen stillen See. Dem Wasser selbst sind keine Spuren anzusehen. Ein stiller Bergsee, in dem sich Wolken, Gebirge und Bäume spiegeln, vermittelt Ruhe. Einer Metallplatte oder einem Holzstamm würde man anmerken, welchen Weg sie hinter sich gelegt haben, dem Wasser nicht. Wasser ist flexibel, weich, anpassungsfähig und kraftvoll. Wasser besitzt die Eigenschaft der Sanftheit. Im Zyklus der Elemente ist Wasser das stärkste Element.

Das Holz-Element

Holz ist ebenfalls ein starkes Element, weil es ohne Hast und ohne Rast aus der Erde nach oben wächst. Trifft Holz auf ein Hindernis, umwächst es das Hindernis, stets dem Licht und dem Himmel entgegen. Das Holz als Element hat eine Struktur, eine Festigkeit und eine innere Flexibilität. Wenn Holz belebt ist, ist es fähig, sich zu bewegen, ohne zu brechen. Es ist biegsam und kann nachgeben. Ist ein Baum gut verankert, kann ihm ein Sturm nichts anhaben. Zu starke Belastung kann das Holz jedoch brechen. Ist es trocken, bricht es leicht. Das Holz-Element hat die Qualität des Wachstums und die Qualität der Regeneration aus sich selbst.

Das Feuer-Element

Feuer ist bewegt. Alleine aus sich heraus kann es aber nicht existieren, es muss immer an etwas haften. Feuer kann nur schwer transportiert werden. Als die Menschen sich das Feuer zunutze machten, konnten sie ihre Speisen garen, sich und ihre Behausung wärmen und Metall erhitzen und bearbeiten. Feuer wird erst dann kleiner, wenn ihm die Nahrung entzogen wird, satt wird es nie. Seine Kontrolle ist demnach schwierig: Ihm Luft und Nahrung zu entziehen, es mit Wasser zu löschen und dennoch Nutzen von ihm zu haben bedarf einer ständigen Balance.

Das Erd-Element

Was das Feuer verbrannt hat, wird zu Asche und schließlich zu Erde. Zum Erd-Element gehören nicht nur Berge, sondern generell alle Gesteinsarten. Erde ist geduldig und hingebend. Schlägt man mit einer Axt in die Erde, passiert wenig. Es entsteht lediglich ein kleiner Spalt, der mit dem nächsten Regen wieder zugeschwemmt wird.

Die Erde ist das Element, das nicht bewertet und in sich ruht. Alles, was uns begegnet, findet auf der Erde statt.

Die Zyklen der Fünf Elemente

Der Versorgungszyklus

Die Traditionelle Chinesische Medizin kennt und nutzt seit vielen Jahrhunderten die funktionellen Zusammenhänge der Elemente. Es existiert eine feststehende Ordnung, nach der Prozesse in der Natur wie in unserem Körper gesetzmäßig verlaufen. Im Versorgungszyklus versorgt ein Element das jeweils nachfolgende mit Energie.

Das Holz liefert dem Feuer Energie, damit es brennen kann.
Das Feuer verbrennt das Holz zu Asche, daraus entsteht Erde.
In der Erde reichert sich Metall an, Metalle gehen über ins Wasser.
Das Wasser versorgt das Holz, damit die Pflanzen wachsen können.
Der Kreis schließt sich, indem das Holz das Feuer versorgt.

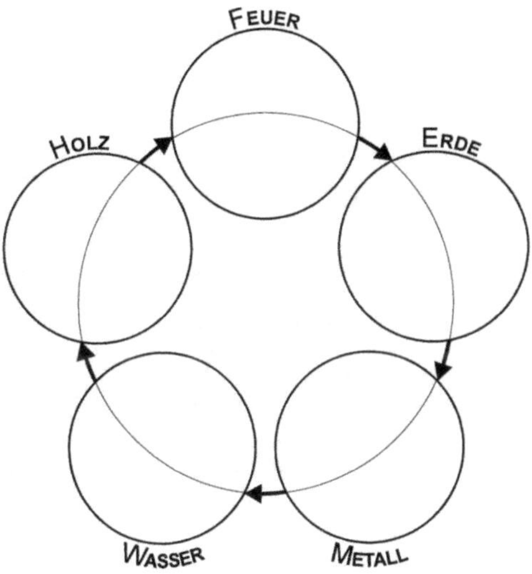

Der Kontrollzyklus

Der Versorgungszyklus fördert die Harmonie des Zusammenspiels. Diese Harmonie wird stabilisiert, indem die Elemente über einen weiteren Zyklus miteinander verbunden sind. Jedes Element hat damit neben seiner Versorgungsfunktion auch eine Kontrollfunktion und wird jeweils von einem anderen Element versorgt und auch kontrolliert.

Das Feuer kontrolliert das Metall, weil es Metall schmelzen kann.
Das Metall kontrolliert das Holz, weil es Holz spalten kann.
Das Holz kontrolliert die Erde, weil es sie mit Wurzeln durchdringen kann.
Die Erde kontrolliert das Wasser, weil sie ihm seinen Lauf vorgibt.
Das Wasser kontrolliert das Feuer, weil es das Feuer löschen kann.
Der Kreis schließt sich, indem Feuer das Metall kontrolliert.

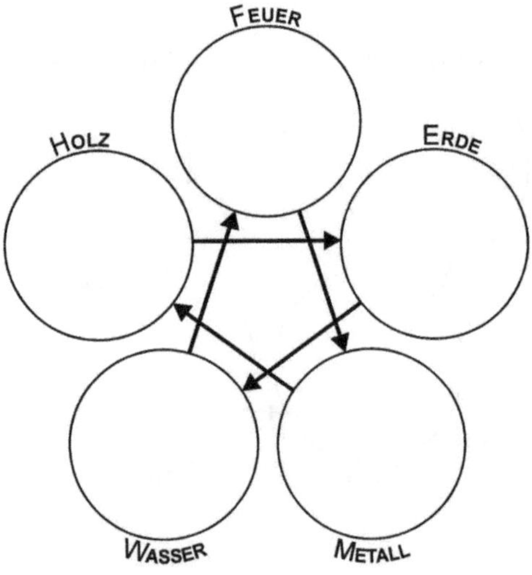

Die Balance der Zyklen

Um in Gesundheit und Balance zu leben, müssen der Versorgungs- und der Kontrollzyklus gleichzeitig funktionieren. Wird die Energie eines Elements zu groß, weil ein anderes die Kontrolle nicht mehr ausüben kann, entsteht Imbalance. Muss unser Körper solche Imbalancen über längere Zeit ausgleichen, wird dadurch viel Energie verbraucht. Leuchten schließlich Alarmlampen in Form von Schmerzen oder Krankheiten auf, ist daraus immer eine Grundinformation abzulesen: Es ist etwas aus der Balance geraten – nämlich das Zusammenspiel der Zyklen.

In der Lehre der Fünf Elemente geht es daher um das Bestreben, das Gleichgewicht des Chi – unserer Energie und Lebenskraft – wiederherzustellen. Die Methoden können sich dabei unterscheiden, das gemeinsame Ziel ist der Energieausgleich.

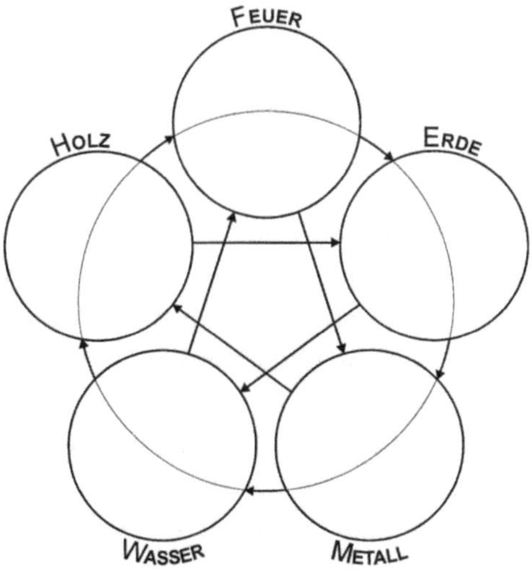

Zum Begriff Zyklus

Zyklen beinhalten Vorgänge, die sich wiederholen – immer ähnlich, nie gleich. Indem wir Zyklen beobachten, erkennen wir Ordnungen. Aus der Spanne zwischen einem Zustand und dem nächsten »fast gleichen« Zustand lesen wir das Zeitmaß. Daraus folgt, dass Zyklen nur dann zu beobachten sind, wenn sich etwas bewegt. Verlangsamt oder beschleunigt sich die Bewegung plötzlich, kann der Vorgang aus seiner Balance kippen. Es kommt zum Verlust des Zeitmaßes und der Ordnung, und der Zyklus ist in seinem Ablauf gestört. In unserem Körper gibt es viele verschiedene Zyklen, die miteinander in Beziehung stehen. Ihr ungestörter Ablauf ist Garant für eine stabile Gesundheit.

Die Familie in den Elementen

Die chinesische Medizin entstand vor mehreren tausend Jahren. Da es zu dieser Zeit noch keine Bücher gab, wurden die Lehren in Bildern weitergegeben. Ein Bild für die Gesundheit in unserem Körper ist das Bild einer Familie:

Der Versorgungszyklus entspricht einer Eltern-Kind-Beziehung (1) und (3).
Der Kontrollzyklus entspricht einer Großeltern-Enkel-Beziehung (2).
Die weiblichen Familienmitglieder stehen im Innenkreis: Yin ist innen.

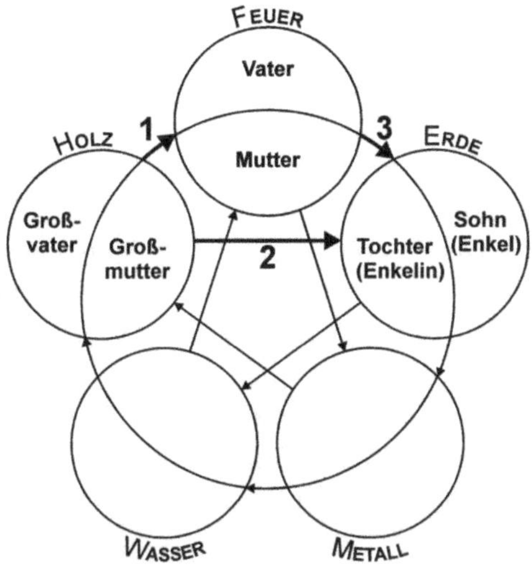

Die männlichen Familienmitglieder sind dem Außenkreis zugeordnet: Yang ist außen.

Die Anordnung der Familie im Rad der Fünf Elemente kann beliebig eingesetzt werden. Jedem Element kommt also die Funktion von Großeltern, Eltern und Kindern gleichzeitig zu. Wie im Versorgungszyklus der Elemente das Holz das Feuer und das Feuer die Erde versorgt, ist es Aufgabe der Eltern, sich um das Kind zu kümmern.
Wie im Kontrollzyklus der Elemente das Holz die Erde stabilisiert, können die Großeltern auf ihre Enkel wirken. Großeltern haben ein besonderes Verhältnis zu ihren Enkeln. Sie können die Vorgaben der Eltern unterstützen und vertiefen. Sie wissen um die Schwierigkeiten und können die Erziehung wegen ihres größeren Erfahrungshintergrunds stabilisieren.

Wenn sich jedes Familienmitglied seiner besonderen Stellung innerhalb des Familienkreises bewusst ist, kann die Familie gesund und harmonisch funktionieren. In dem Moment, in dem im Elementkreis ein Element aus der Balance gerät oder – übertragen auf unseren Familienkreis – ein Familienmitglied in sich oder in der Gemeinschaft nicht in Harmonie ist, kommt Unruhe in die Familie: Die Ordnung und damit auch das Funktionieren des Zusammenspiels geraten aus dem Gleichgewicht. Oftmals enden solche Aktionen mit Streit oder dem Zerfall der Strukturen.

Welches Mitglied der Familie die Harmonie wie und warum stört, hat immer Grund und Folge in der Versorgung und der Kontrolle, also in den Zyklen!

Diese Familienstruktur ist als Urstruktur in unserem Körper angelegt, damit sie sich stets auf unsere Familien und unsere Umwelt überträgt. Die Originalstruktur, wie sie von unseren Organen vorgegeben wird, lässt sich in unserer heutigen Zeit – in der wir nicht mehr auf dem Lande in Großfamilien mit drei Generationen unter einem Dach leben – zwar nicht mehr grundsätzlich verwirklichen, dennoch kann man diese Struktur für sich verinnerlichen und darum wissen – auch wenn man als Single lebt.

Früher hatte die Familie einen anderen Stellenwert als heute: Im alten China war die Familie ein Symbol für das gute Funktionieren eines ganzen Staates. Voraussetzung für die politische Befähigung der Minister war beispielsweise, dass sie es verstanden, bei sich selbst und der eigenen Familie Ordnung zu halten.

Mindestens drei Generationen wohnten unter einem Dach. Die Großeltern unterstützten die Eltern (1), indem sie auf deren Kinder achteten und sie lehrten (2). Die Eltern konnten sich dadurch ihrer Arbeit widmen und für den Unterhalt (3) sorgen. So war die Versorgung der Familie sichergestellt. Die Aufgabe der Kinder war es, die Erziehung anzunehmen und dadurch in Respekt zu den Eltern und den Großeltern die familiäre Basis für das spätere Leben mit den eigenen Kindern zu schaffen.

Wie lässt sich der Zustand der Imbalance in der Familie beschreiben?
Lehnen sich Kinder gegen die Eltern oder die Enkel gegen die Großeltern auf, dann drehen sich die natürlichen Zyklen um. Diese Konfliktsituation – Kinder gegen Eltern, Enkel gegen Großeltern – ist in der chinesischen Medizin ebenfalls Symbol für die Zusammenhänge in unserem Körper und die Auswirkungen auf unsere Gesundheit.
Das ist ein weiterer Hinweis dafür, dass die Gesetzmäßigkeiten der Zyklen im Äußeren wie im Inneren gelten. Was sich außen in den Beziehungen in der Familie ereignet und was in uns, kann nach den gleichen Prinzipien und Bildern erklärt werden. Die Organfamilie unseres eigenen Körpers funktioniert nach derselben Ordnung, die auch im Außen besteht. Sie ist Teil eines größeren Teils.

Die Balance der Fünf Elemente in unserem Körper fördert die eigene Harmonie und Gesundheit und überträgt sich auf unsere Familie und unsere Umwelt.

Das Erd-Element

Das Erd-Element spielt in unserem Leben *die* zentrale Rolle. Alles, was uns begegnet und passiert, findet auf dieser Erde statt. Die Erde ist das Element, das in sich ruht. Im *I Ging*, dem Buch der Wandlungen, heißt es: »Die Erde tut für alle das Gleiche.« Sie bewertet nicht. Der Mensch in seinem Leben ist gut beraten, genauso natürlich zu handeln wie die Natur. Nicht umsonst wird in vielen uns bekannten Kulturen die Erde mit der urmütterlichen Energie verbunden.
Dem Erd-Element sind die Organenergien von Magen, Milz und Bauchspeicheldrüse zugeordnet. Das Erd-Element hat als Qualität die Offenheit. Jene Offenheit, die keine Größe kennt, also grenzenlos ist. Offenheit ist in unserer Gesellschaft etwas, das wir uns »hin und wieder mal leisten«. Wenn wir unsere Offenheit immer wieder flexibel gestalten, indem wir in »dafür bin ich offen« und »dafür bin ich nicht offen« unterscheiden, dann haben wir keine Offenheit. Je häufiger wir diesen Wechsel zwischen Offen- und Nicht-offen-Sein vollziehen, desto kleiner wird unsere Offenheit und damit auch wir selbst in unserer Persönlichkeitsfindung.
Daher lohnt es sich für uns, die Struktur der Offenheit zu gestalten. Wir können damit beginnen, ein Maß für sie festzulegen, das wir nicht verkleinern, wenn uns etwas nicht gefällt, und auch nicht vergrößern, wenn etwas auf unsere Neigungen trifft. Das hilft uns, Erfahrung zu sammeln, um durch viele Stationen unseres Lebens Offenheit tragen zu können, bis dann einmal der Punkt erreicht ist, an dem wir die Struktur unserer Offenheit erweitern können und ein neues Maß wählen.

So heißt es auch im *I Ging*: »So macht der Edle seinen Charakter weit und tragfähig, so dass er Dinge und Menschen tragen und ertragen kann.«

Unser Planet ist ein Planet des Wassers. Alles Leben auf der Erde entstand aus Wasser. Wie die Erde, so besteht auch der Mensch zu zwei Dritteln aus Wasser. Aus dem Wasser-Element in uns entstehen unsere Selbstheilungskräfte und die Stärke für unsere Balance. Im Zyklus unserer Elemente kontrolliert die Erde das Wasser.

77 Mudra zur Balance des Erd-Elements

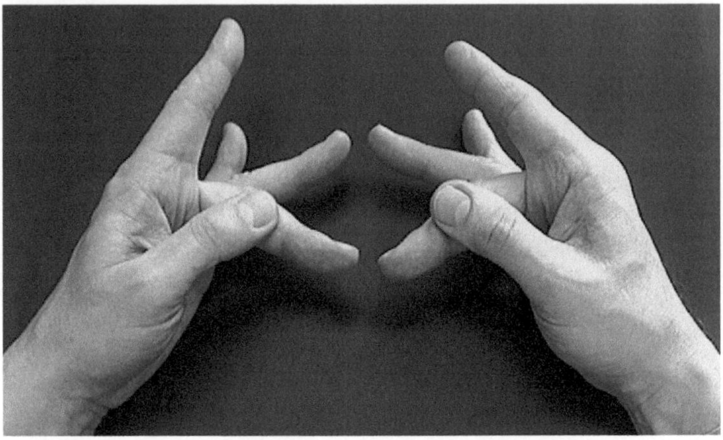

Hände:	rechts oder links oder beide
Beschreibung:	Daumenbeere an zweites Mittelfingerglied – zeigefingerseitig
Zeit:	5 Minuten, mindestens 5 x täglich, 4 Minuten Mindestabstand
Im akuten Fall:	20 Minuten, mindestens 4 x täglich, 10 Minuten Mindestabstand
Nutzen:	balanciert die Magen- und Milzenergie, unterstützt die Bauchspeicheldrüse bei der Zuckerverdauung, baut Stress ab und das Immunsystem auf, fördert die Atmung und Konzentration, entspannt den Schultergürtel
Geistiger Aspekt:	heil sein ist natürlich

Im Erd-Element entwickeln wir die Struktur der Offenheit. Wir werden gelassener, äußeren Umständen und uns selbst gegenüber.
Durch die Balance des Erd-Elements wird nicht nur das Element selbst gestärkt, sondern auch die im Versorgungs- und Kontrollzyklus jeweils unterstützten Elemente, nämlich das Metall- und das Wasser-Element. Wir haben den Mut aus dem Metall-Element und die kreative Energie des Wasser-Elements, die uns Hoffnung haben lässt. Mut und Hoffnung begleiten uns, wenn unser Erd-Element stabil ist.
Gehen wir doch einmal davon aus, dass Heilung, Selbstheilung und Gelassenheit natürlich sein können. Wir müssen unser Leben nicht immer als schwierig erleben. Indem wir uns stärken und sich unsere Bewertung der Dinge in Offenheit wandelt, werden Heilung und Selbstheilung ganz natürlich.

Das Metall-Element

Dem Metall-Element sind die Organenergien von Dickdarm und Lunge zugeordnet. Das Metall-Element hat die Qualität des natürlichen Muts. Mit ihm sind wir weder übermütig noch kleinmütig. Es fördert die Klarheit in unserer Atmung und beinhaltet das Immunsystem, das sich zu einem großen Teil im Dickdarm befindet. Funktioniert das Immunsystem gut, sind wir geschützt vor Krankheiten, Süchten und Neigungen. Und ist unsere Atmung in uns zentriert, verlieren wir die Hastigkeit und spüren Ruhe in uns. Besonders für unsere Atmung ist es wichtig, Stabilität in unserem täglichen Geschehen aufrechtzuerhalten. Denn alles, was uns emotional berührt, hat einen Effekt auf unsere Atmung. Es ist gut, wenn wir Dinge und Emotionen erkennen, aber es ist nicht förderlich, wenn uns diese Emotionen den Atem rauben.
Eine stabile Atmung und eine gut verbrennende Verdauung haben also eine positive Wirkung auf unser Immunsystem.

Die Natur des Metalls ist schwer. Wird es erhitzt, dauert es lange, bis es erwärmt ist oder gar glüht. Es vergeht auch viel Zeit, bis es wieder abgekühlt ist. Daher sind Krankheiten, die mit dem Metall-Element verbunden sind, sehr langwierig. Denken wir zum Beispiel an die Lungenkrankheit Tuberkulose. Patienten befinden sich viele Monate in Behandlung. Nach der Zeit im Krankenhaus müssen sie zu Hause ihre Medikamente noch lange Zeit einnehmen.
Ebenso ist es bei einer Schwächung des Immunsystems. Wir können unserem Körper sehr lange viel antun. Kommt es jedoch beispielsweise zu einem grippalen Infekt, dauert es im Normalfall mindestens eine Woche, bis wir wieder ar-

beitsfähig sind. Und um uns wieder ganz zu erholen und keinen Rückfall zu erleiden, benötigen wir weitere Achtsamkeit.

Der Mut im Metall-Element ist nicht der Mut, an den wir spontan denken. Es geht nicht um den heißen Mut, sich etwas Besonderes zu trauen, etwa an einem Gummiseil befestigt kopfüber von einem Turm zu springen oder endlich mal jemandem die Meinung zu sagen.
Mut im Metall-Element bedeutet den natürlichen Lebensmut. Wir wollen etwas und tun es für uns – aus eigener Erkenntnis.

Mut heißt auch, nicht eingreifen oder sprechen zu müssen, selbst wenn wir spüren, dass unsere Emotionen in einer bestimmten Situation sehr stark werden. Mut ist hier verbunden mit der Fähigkeit zur Selbstkontrolle. »Sich seiner selbst mächtig zu sein« bedeutet, nicht im Äußeren über andere »Macht« ausüben zu müssen.
Wir haben den Mut, abzuwarten und zu beobachten, ohne uns einzumischen, uns auch zurückzuhalten und nicht nur vorwärtszustürmen. Das schließt auch eine natürliche Distanz zu den Dingen ein. Diese Distanz schafft in uns einen Raum, durch den wir uns nicht gleich von allen Geschehnissen beeinflusst oder bedrängt fühlen müssen. Unbeeinflusst vom Geschehen haben wir immer genügend Raum und Luft zum Atmen. So haben wir Mut, uns zu entscheiden und auch nicht unbedingt an dem, was alle machen, teilzunehmen. Wir sind wacher Beobachter und lernen, zu unterscheiden, wann es zu handeln gilt und wann es gut ist, den Dingen ihren eigenen, natürlichen Lauf zu lassen. Wie die Situation auch ist, wir ziehen unseren Nutzen daraus.

Als wacher Beobachter erkennen wir, wie wichtig es ist, Distanz zu haben. Distanz zu den Gegenständen unserer Betrachtung und zu uns selbst. Ein klares Bild erhalten wir nur dann, wenn wir lernen, vor den Dingen und auch vor uns selbst zurückzutreten. Ohne diese Wahrnehmung wird es uns immer wieder passieren, dass wir in eine Situation geraten, sie im Gesamten zu erfassen glauben und letztlich doch nur einzelne Teile erkennen. Aus einem kurzen Moment des Beobachtens be- und verurteilen wir und entwickeln ein fertiges Konzept. Indem wir Dinge und Situationen abschließen, ohne vorher gelernt zu haben, ihre wirklichen Zusammenhänge wahrzunehmen, schaden wir uns selbst oft am meisten. Wir enthalten uns den Nutzen vor.

78 Mudra zur Balance des Metall-Elements

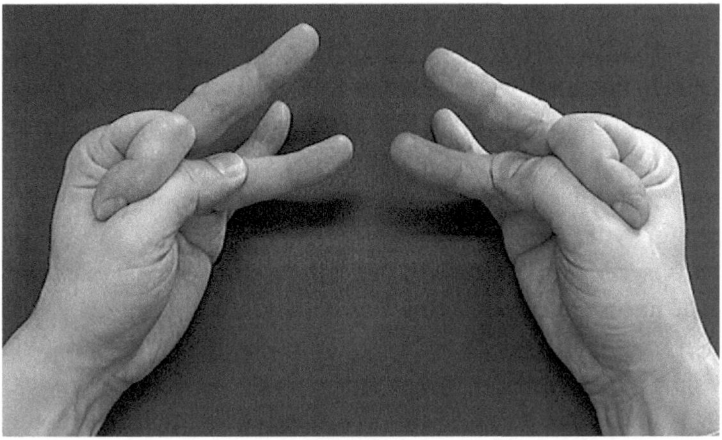

Hände:	rechts oder links oder beide
Beschreibung:	Zeigefingerspitze in die Daumengrube, Daumenspitze an zweites Ringfingergelenk – mittelfingerseitig
Zeit:	5 Minuten, mindestens 5 x täglich, 1 Minute Mindestabstand
Im akuten Fall:	10 Minuten, mindestens 10 x täglich, 1 Minute Mindestabstand
Nutzen:	unterstützt den natürlichen Mut zum Leben, fördert den Mut für Erfahrungen, stärkt die Kreativität im Wasser-Element, hilft bei Migräne, bringt uns aus unserem »Verharren« heraus, wir werden selbstverantwortlich
Geistiger Aspekt:	Mut zum Leben

Im Zustand eines schwachen Metall-Elements können wir zwar sehen, dass wir uns in einer ungünstigen Lage befinden, doch wir befassen uns nicht damit, daran etwas zu ändern. Es entsteht ein Zustand des Verharrens. Wir teilen unsere Leiden mit und lehnen gleichzeitig Hilfe ab. Wir beginnen, unser Verhalten zu rechtfertigen, und schieben Argumente wie »Ich habe heute meine Migräne«, »Letztes Mal wolltet ihr nicht, und heute will ich nicht« oder »Ich bin depressiv veranlagt« vor.

Ist unser Metall-Element in der Balance, lässt uns natürlicher Mut unser Leben gestalten. Wir bewegen uns nicht zwischen den Extremen, sondern lernen, in Gemessenheit zu leben. Wir sind nicht heute übermütig und ziehen uns morgen zurück. Wir sind selbstverantwortlich und brauchen keine weiteren Vorwände. Wir beschreiten den Weg, der uns unsere Kraft und Klarheit entwickeln lässt.

Das Wasser-Element

Das Wasser-Element ist nicht nur das stärkste Element in unserem Körper, sondern auch generell das stärkste Element, das uns umgibt. Dem Wasser-Element sind die Organenergien von Blase und Niere zugeordnet. Es hat die Qualität der Sanftheit. Es ist weich und kraftvoll zugleich. Die Sanftheit durchdringt jede Steifheit und Unbeweglichkeit. Was sich bewegt, das lebt. Leben ist Bewegung. In seiner Sanftheit und Beharrlichkeit, indem es weich und unermüdlich in Bewegung ist, ist es in der Lage, Großes zu bewirken. Es kann Felsen und ganze Gebirge unterspülen und zum Einsturz bringen.

Die Tugend der Sanftheit ist in vielen Traditionen verankert und wird bis heute, besonders in der östlichen Welt, gepflegt. In der westlichen Welt, in unserer gegenwärtigen Gesellschaft, wird die Stärke der Sanftheit immer weniger erkannt und mit Schwäche verwechselt. Wahre Sanftheit ist jedoch ein Nachgeben in der Stärke. Widerstände und Gewalt können der Sanftheit nichts anhaben, wie das Wasser umspült die Sanftheit sie. So kann Sanftheit durch nichts weiter als durch größere Sanftheit »besiegt« werden.
Treffen wir auf einen Menschen, der Sanftheit lebt, spüren wir Natürlichkeit, Harmonie und Ruhe, Freundlichkeit und Klarheit. Provoziert uns Sanftheit, ist es keine wahre, sondern eine gespielte Sanftheit. In der Philosophie des Taoismus heißt es: »Sanftheit ist die größte Stärke, Gewalt ist die größte Schwäche.«

Das Wasser-Element ist Sitz unserer kreativen Schöpferkraft, der höchsten Form unserer Kreativität, unserer Selbstheilungskräfte, der sexuellen Heilenergie und unserer Regenerationsfähigkeit.

In der taoistischen Medizin ist die sexuelle Energie dem Wasser zugeordnet. In unserer Gesellschaft ist der Umgang mit praktizierter Sexualität sehr unterschiedlich. Darum ist es wichtig, um die Verteilung der Kräfte zu wissen: Die sexuelle Kraft im Wasser-Element besteht zu 95 Prozent aus aufbauender, heilender Organenergie und kreativer Kraft und zu fünf Prozent aus praktizierter Sexualität. Jedes kreative Schaffen, alles, was wir in unserem Leben als kreativ erleben, als neu und erfindungsreich, entspringt dieser sexuellen, kreativen Energie.
Nur wenn wir unsere Kräfte kennen, können wir sie nutzen. Im System des Tao-Yoga wird dieses Wissen gelehrt.

In unserer Gesellschaft häufen sich bestimmte funktionelle Störungen, anhand derer sich der Zustand des Wasser-Elements ablesen lässt. Blutdruck-, Kreislauf- und Herzprobleme deuten auf ein zu großes Feuer-Element hin. Das Wasser-Element kontrolliert das Feuer-Element. Ist das Wasser-Element geschwächt, kann es seine Kontrollfunktion nicht mehr erfüllen, und das Feuer wird zu groß. Die Stärkung unseres Wasser-Elements ist insofern wichtig.

79 Mudra zur Balance des Wasser-Elements

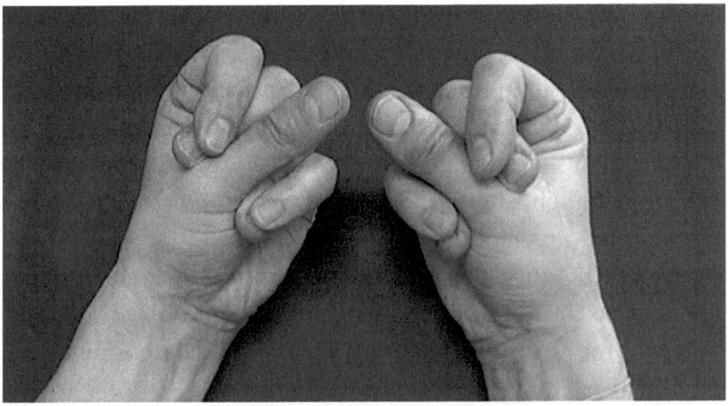

Hände:	rechts oder links oder beide
Beschreibung:	Mittel- und Ringfinger jeweils rechts und links an das zweite Daumengelenk, Zeigefinger über Mittelfingernagel, Kleinfinger über Ringfingernagel
Zeit:	5 Minuten, mindestens 4 x täglich, 8 Minuten Mindestabstand
Im akuten Fall:	20 Minuten, mindestens 5 x täglich, 4 Minuten Mindestabstand
Nutzen:	balanciert das Wasser-Element und die mit ihm verbundenen Symptome, fördert die sexuelle Heilenergie, unterstützt den weiblichen Körper für eine kurze, klare Mensis, stärkt die Prostata bei Männern
Geistiger Aspekt:	die Struktur der Sanftheit leben

Oft verwechseln wir Sanftheit mit Schwäche. Sanftheit hat nichts mit Schwäche oder depressiver Energie zu tun. Im Gegenteil – sie ist die größte Stärke, die uns zur Verfügung steht. Sanftheit ist keine unstrukturierte Energie, sondern hat sehr viel mit Klarheit zu tun. Wenn wir Sanftheit entwickeln, heißt das, dass wir nicht streiten oder einen Streit schüren. Wir sind im Besitz unserer vollen Kreativität, die uns immer wieder Lösungsmöglichkeiten finden lässt, damit wir zurücktreten können und uns nicht profilieren müssen.
Durch die Balance des Wasser-Elements wird nicht nur das Element selbst gestärkt, sondern auch wieder die im Versorgungs- und Kontrollzyklus von ihm unterstützten Elemente, nämlich das Holz- und das Feuer-Element.
Ein gutes Wasser-Element ist die Voraussetzung für eine gesunde Wirbelsäule.

Das Holz-Element

Dem Holz-Element sind die Organenergien von Gallenblase und Leber zugeordnet. Das Holz-Element hat die Qualitäten des Wachstums und der Regeneration aus sich selbst heraus. Das Wachstum in unserem Leben hört nie auf.

Das Holz-Element wird im Taoismus nach dem Wasser-Element als das zweitstärkste Element betrachtet. Die Natur des Holzes wird folgendermaßen beschrieben: »Das Holz wächst ohne Hast und ohne Rast immer dem Licht zu.«
Wachstum ist natürlich und es ist natürlich, im Wachstum voranzuschreiten. Ein Kind, das bereits laufen lernt, hört damit nicht wieder auf, um erneut zu krabbeln. Hat es laufen gelernt, läuft es immer mehr und verbessert zunehmend seine Sicherheit. Es findet Gefallen daran, da es merkt, welchen Nutzen es ihm bringt. Es ist schneller, hat die Hände frei und kommt besser an alle Dinge heran.

So bedeutet Wachstum, täglich zu lernen, daraus Erkenntnisse zu ziehen, diese zur richtigen Zeit anzuwenden und nach ihnen zu handeln und zu leben. Die richtige Zeit spielt bei der Umsetzung vieler Dinge in unserem Leben eine wichtige Rolle. Im *Tao Te King* heißt es: »Wenn das Frühjahr kommt, wächst das Gras von alleine.« Indem wir uns mit den natürlichen Rhythmen unseres Körpers und Lebens befassen, lernen wir auch, Gesundheit zu leben.

Strukturen unseres Körpers, die dem Holz-Element zugeordnet sind, sind beispielsweise unsere Knochen und Gelenke, unsere Haare, Finger- und Zehennägel sowie die Organe Leber und Gallenblase.

80 Mudra zur Balance des Holz-Elements

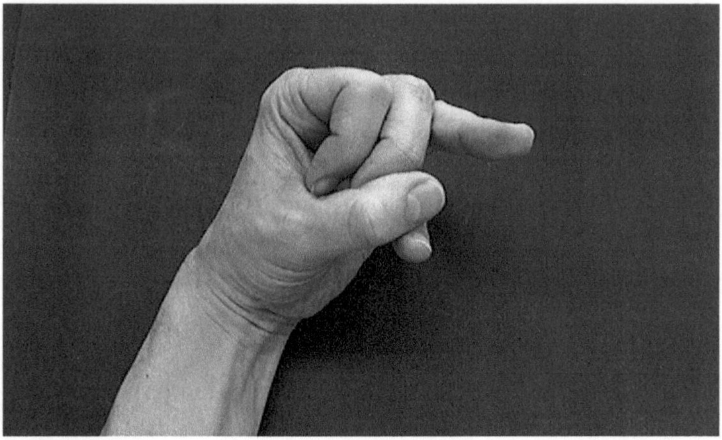

Hände:	rechts oder links
Beschreibung:	Daumenbeere auf Mittelfingernagel, erstes Daumenglied seitlich an erstes Kleinfingerglied – ringfingerseitig, Zeigefingerspitze an zweites Daumengelenk – zeigefingerseitig
Zeit:	3 Minuten, mindestens 4 x täglich, 5 Minuten Mindestabstand
Nutzen:	balanciert das Holz-Element, fördert die Flexibilität im Denken, stärkt die Herzenergie und die Atmung, unterstützt die Augen- und Ohrenenergie
Geistiger Aspekt:	wahrnehmen, nicht eingreifen, nicht streiten

Die Qualität des Holz-Elements ist Wachstum. Es ist wichtig, dass wir Wachstum nicht gewaltsam aufhalten, sondern Dingen ihren natürlichen Lauf lassen. Dies gilt für das eigene Wachstum ebenso wie für das der anderen.

Auf der Erde sind Zyklen und Energien vorhanden, die so alldurchdringend sind, dass wir uns ihrer kaum bewusst sind. Die Erde bewegt sich ständig mit einer Geschwindigkeit von etwa zehn Metern pro Sekunde. Wir können sie nicht anhalten, ebenso wie wir die Jahreszeiten oder die Tageszeiten nicht beliebig auswechseln können.

Im Holz-Element machen wir uns mit dem natürlichen Wachstum vertraut. Wir lernen und wachsen. Manchmal wehren wir uns gegen Neues. Dann ist es wichtig, zu prüfen, warum wir das tun. Denn nur so können wir erkennen, wann wir uns gegen den natürlichen Lauf der Dinge stellen, Erfahrungen verhindern und unser eigenes Wachstum aufhalten. Wachstum und Wandel sind natürlich.

Das Feuer-Element

Das Feuer-Element hat die Qualität des Respekts – ein Wort, dessen Bedeutung in unserer Gesellschaft nur noch selten erkannt wird. Der Nachteil dieses Verlusts ist offensichtlich. Haben wir keinen Respekt vor uns selbst, können wir anderen Menschen im Äußeren auch keinen Respekt entgegenbringen. Respekt ist eben jene Qualität, die man vor Höherem und vor Dingen und Menschen empfindet, auch wenn man sie vielleicht vorerst nicht verstehen kann. Respekt ist nicht nur eine Vokabel, sondern hat viel mit Gesundheit zu tun. Respekt beginnt bei uns selbst. Gehen wir lieblos mit uns um und achten uns selbst nicht, fehlt uns die Natürlichkeit, um die Dinge um uns herum und andere Menschen zu achten.

Die körperlichen Beschwerden bei einer Imbalance des Feuer-Elements liegen in erster Linie im Herz-Kreislauf-System, gefolgt von der Sucht und der Allergie.

Das Besondere am Feuer-Element ist, dass es immer etwas braucht, an dem es haftet. Feuer brennt nicht aus sich heraus, und es wird nie satt. Ein loderndes Feuer-Element kann verheerende Auswirkungen haben. Es kann bis hin zur völligen Zerstörung der anderen Elemente führen. Ist das Feuer zu groß, verbrennt die Erde, schmilzt das Metall, verdunstet das Wasser und verglüht das Holz.

Auf den Körper übertragen heißt dies beispielsweise, dass der Allergiker sein Allergen liebt. Er kann ohne es nicht sein. Im Fall einer Sucht kommt es dazu, dass der Betroffene alles unternimmt, um an sein Suchtmittel zu kommen. Respekt gibt es dabei nicht.

In den Elementen Erde, Metall, Wasser und Holz befinden sich jeweils zwei Energien, eine Yang- und eine Yin-Energie.

Im Feuer-Element befinden sich vier Energien, zwei Yang- und zwei Yin-Energien. Somit kann man das Feuer-Element in ein organisches Feuer und in ein energetisches Feuer unterteilen.
Dem organischen Feuer-Element gehört der Dünndarm auf der Yang-Seite und das Herz auf der Yin-Seite an. Dem energetischen Feuer-Element sind der Dreifache Erwärmer auf der Yang-Seite und der Kreislauf auf der Yin-Seite zugeordnet.

81 Mudra zur Balance des Feuer-Elements – organisch

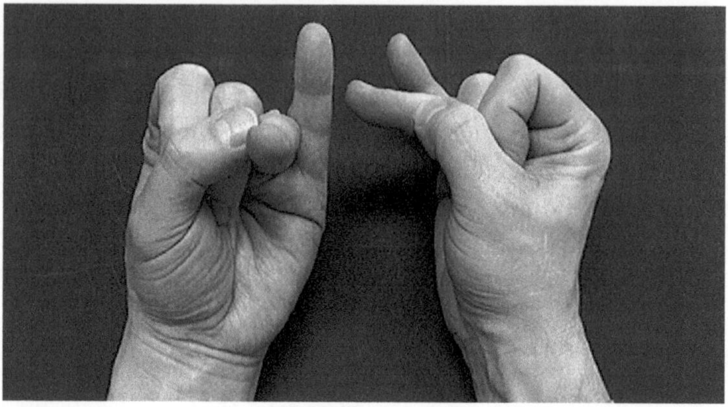

Hände:	rechts oder links oder beide
Beschreibung:	Mittelfingerspitze an Daumenballen, Daumenspitze an erstes Ringfingergelenk – mittelfingerseitig, Zeigefingernagel mit der gesamten Fläche des ersten Zeigefingergliedes seitlich an zweites Daumenglied
Zeit:	4 Minuten, mindestens 4 x täglich, 1 Minute Mindestabstand
Im akuten Fall:	9 Minuten, mindestens 10 x täglich, 1 Minute Mindestabstand
Nutzen:	balanciert das Feuer-Element und die dazugehörigen Organe, stabilisiert die Herz- und Kreislaufenergie, fördert die Wahrnehmung und die Flexibilität
Geistiger Aspekt:	Erlebtes verarbeiten, alte Muster aufgeben

Dem organischen Teil des Feuer-Elements sind die Organenergien von Dünndarm und Herz zugeordnet. Die bewegte Yang-Energie des Dünndarms steht dem Herzen mit seiner Yin-Energie zur Seite. Der Dünndarm hat als Qualität »die Gleichheit in der Vielheit«. Was immer uns begegnet an Schönem und an weniger Schönem, kann durch die Energie des Dünndarms relativiert werden und macht eine Betrachtung möglich. Wenn zu viele Unausgewogenheiten oder Herausforderungen auf uns zukommen, können wir in der Qualität des Dünndarms fragen: Was haben denn all diese Dinge gemeinsam? Durch diese Relativierung bleibt unser Herz ruhig. Unser Herz wird durch Emotionen und Geschehnisse in unserer Umwelt nicht unnötig erregt.

82 Mudra zur Balance des Feuer-Elements – energetisch

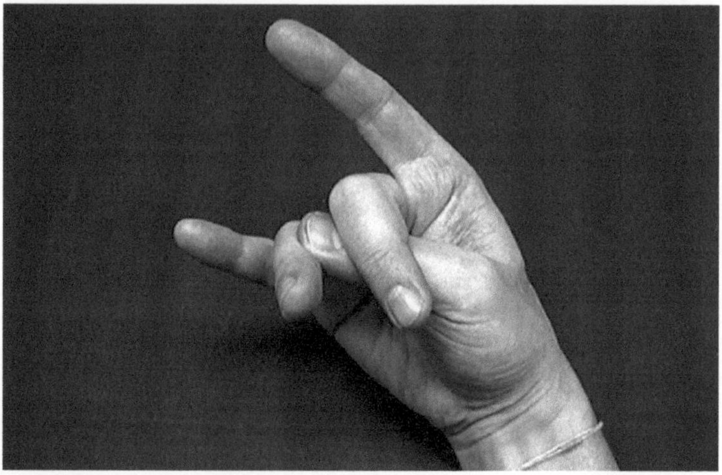

Hände:	links oder rechts oder beide
Beschreibung:	Daumenspitze an zweites Ringfingerglied – mittelfingerseitig, zweites Mittelfingerglied über erstes Daumenglied außen
Zeit:	10 Minuten, mindestens 4 x täglich, 1 Minute Mindestabstand
Nutzen:	stärkt die Organe, die Augenenergie und die Herzintegration, stabilisiert uns bei Phobien, fördert unsere Beziehungsfähigkeit

Dem energetischen Feuer-Element ist der Dreifache Erwärmer zugeordnet. Er ist die einzige Yang-Energie, also eine bewegte Energie, die kein organisches Substrat hat. Welchem Element es auch immer an Energie mangeln sollte, er kann ausgleichend wirken und dient somit als Reservespeicher.
Die Emotionen des Dreifachen Erwärmers sind die »Balance zwischen innen und außen« und die »universelle Liebe«.
Auf der Yin-Seite des Feuer-Elements im Kreis der Fünf Elemente ist die Energie des Kreislaufs – oder besser gesagt – der verschiedenen Kreisläufe in unserem Körper. Die Emotion der Kreisläufe ist Selbstliebe und das Vermögen, sich selbst zu vergeben.
Wenn wir diese Qualität besitzen, sind wir näher mit uns verbunden und können viele Dinge besser erkennen. Wir haben einen Freund, mit dem wir Tag und Nacht zusammen sind – uns selbst. Wir können uns eine Insel und eine Zuflucht sein, wenn wir verzweifelt sind und meinen, es könne uns keiner mehr helfen. Sich selbst eine Insel zu sein ist eine essenzielle Komponente in den alten Philosophien.

Die Meridiane

In der Energielehre des Körpers nutzt man das Wissen über das Meridian-System seit frühester Zeit. Das Meridian-System kann als ein geschlossenes System aus Energiebahnen – auch Akupunktur-Meridiane genannt –, das sich über den gesamten Körper erstreckt, beschrieben werden. Der genaue Verlauf dieser Bahnen wurde schon vor Jahrtausenden in der chinesischen Medizin beschrieben und ist heute ebenso gültig wie damals. In ihrem Verlauf versorgen die Akupunktur-Meridiane bestimmte Muskelgruppen und Organe mit Energie. In unserem Körper befinden sich zwölf dieser Hauptenergieströme und zwei sogenannte Steuermeridiane. Die zwölf Hauptmeridiane sind der Magen- und der Milz-Meridian, der Dickdarm- und der Lungen-Meridian, der Blasen- und der Nieren-Meridian, der Gallenblasen- und der Leber-Meridian, der Dünndarm- und der Herz-Meridian, der Dreifache Erwärmer und der Kreislauf-Meridian. Die zwei Steuermeridiane bezeichnet man als Gouverneurs-Meridian und Zentral-Meridian oder auch als Diener- und Lenkergefäß.

Die Meridiane verlaufen unter der Haut und treten an bestimmten Punkten an die Oberfläche. Diese Punkte werden als Akupunkturpunkte bezeichnet. Bänder reißen und Knochen brechen in den meisten Fällen an Akupunkturpunkten. Das dazugehörende Organ ist in seiner Funktion verlangsamt, da seine Energieversorgung unzureichend ist.

Die Anfangs- und Endpunkte der Meridiane befinden sich hauptsächlich am Kopf, an den Fingern und an den Zehen. Die Hälfte unserer Energiebahnen beginnt oder endet an den Händen.

Die Meridian-Ordnung in den Fünf Elementen

Die zwölf Hauptmeridiane sind im Kreis der Fünf Elemente in eine klare Ordnung gefasst:

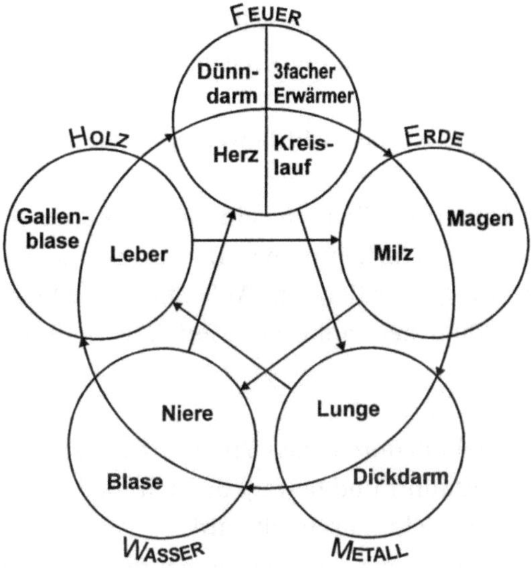

Jeder Meridian ist einem der Fünf Elemente zugeordnet. Zehn Meridiane haben eine Organentsprechung (organisches Substrat) und tragen danach ihre Namen. Zwei Meridianen ist kein spezifisches Organ zugeteilt, dem Kreislauf-Meridian und dem Dreifachen-Erwärmer-Meridian.

Alle Meridiane im Außenkreis werden als Yang-Meridiane bezeichnet und tragen die Namen der Hohlorgane Dickdarm, Blase, Gallenblase, Dünndarm und Magen. Keinem spezifischen Organ zugeordnet, doch auch ein Yang-Meridian ist der Dreifache Erwärmer.

Die Yang-Energie ist schnell bewegte Energie. Sie kann in den Hohlorganen gut zirkulieren und sich schnell weiterbewegen.
Alle Meridiane im Innenkreis der Elemente werden als Yin-Meridiane bezeichnet und tragen die Namen der Vollorgane Lunge, Niere, Leber, Herz und Milz. Keinem Organ zugeordnet und ein Yin-Meridian ist der Kreislauf-Meridian.

Die Yin-Energie ist die nicht bewegte, die bewahrende Energie.
Die zwei Steuermeridiane regeln übergeordnet jeweils die Yang- und die Yin-Meridiane: Der Gouverneurs-Meridian steuert die Yang-Meridiane im Außenkreis der Elemente. Der Zentral-Meridian steuert die Yin-Meridiane im Innenkreis der Elemente.

Balance entsteht dadurch, dass Yin und Yang zusammenkommen. Das Yang führt und bewegt das Yin. Das Yin bremst das Yang, damit es nicht zu schnell wird.
Gerät ein Meridian aus der Balance, hat dies immer eine Auswirkung auf das gesamte System.

4. ENERGIE UND BALANCE

Zum Begriff Energie

Das Wort Energie, »Energeia«, kommt aus dem Griechischen und bedeutet Wirksamkeit. Im weiteren Sprachgebrauch steht es für Tatkraft, Kraft und Nachdruck. In der Physik wird Energie als »die Menge an Arbeit, die ein System verrichten kann«, beschrieben. Die Form, in der Energie gespeichert wird, ist unterschiedlich. Energie hat viele Erscheinungsformen, die in den unterschiedlichen Bereichen entsprechend definiert sind. Wir kennen zum Beispiel die Erscheinungsform der mechanischen, der elektrischen, der elektromagnetischen oder der chemischen Energie.

Auf uns übertragen benutzen wir das Wort heutzutage auch, indem wir erklären: »Dazu habe ich keine Energie.« So kann man im übertragenen Sinne auch sagen: Energie spüren wir dann am meisten, wenn sie uns fehlt.

Energie ist also beschrieben als etwas, das eine Wirkung zeigt und Abläufe in Gang gesetzt. So sind auch alle »Aktivitäten«, die sich in unserem Körper vollziehen, energetische Abläufe. Energie regelt die physiologischen Abläufe in unserem Körper, schützt die Organe, unterstützt unseren angeborenen, autonomen Bewegungsreflex und koordiniert unseren Selbstheilungsreflex. Außerdem besteht eine direkte energetische Verbindung zwischen bestimmten Strukturen in unserem Körper, beispielsweise zwischen unseren Organen und bestimmten Muskeln. Zur bildlichen Vorstellung ist diese Verbindung elektromagnetischen Schaltkreisen vergleichbar.

Zum Begriff Balance

Balance bedeutet dynamisches Gleichgewicht im energetischen Sinne. Allgemein wird Balance als Ausgleich beschrieben.
Durch die Balance bestimmter Körpersysteme, wie einzelner Organe oder Meridiane, erhält der Körper die Energie, die es ihm ermöglicht, die Abläufe, die ihn gesund erhalten, in natürlicher Weise auszuführen und zu koordinieren. So kann sich das jedem Menschen gemäße Gleichgewicht aller in ihm wirkender Energien einstellen.

Balance entsteht durch den ständigen Wechsel von Ruhe oder Nichtbewegung (Yin) und Bewegung (Yang). Ruhe und Bewegung müssen sich abwechseln: Hätten wir nur das Yang, also nur die Bewegung, dann würde sie sich verselbständigen und unendlich schnell werden. Hätten wir nur das Yin, das Nichtbewegen, würde dies irgendwann zum Stillstand führen. Somit kommt das Yang zum Yin und bewegt es, und das Yin kommt zum Yang und gibt der Bewegung die richtige Dynamik. Diesen Wechsel, der dafür sorgt, dass die Bewegung nicht zu langsam und nicht zu schnell wird, nennt man Balance. Eine Balance ist umso stabiler, je schneller sich dieser Wechsel vollziehen kann.
Eine Möglichkeit zur Balance unserer Energien ist die Anwendung von Mudras.

5. FLEXIBILITÄT IST GESUNDHEIT

Flexibilität

Schöpfen wir aus voller Lebensenergie, können wir große geistige und körperliche Beweglichkeit erlangen. In unserer Gesellschaft gilt es mittlerweile als selbstverständlich, dass der Mensch mit zunehmendem Alter immer unbeweglicher wird. Die indischen Meister sagen, dass die Flexibilität im emotionalen Denken liegt. Verhärtet sich unser emotionales Denken, halten uns nicht verarbeitete Emotionen und Gedanken auf. Wir werden unflexibel. Die Inder sprechen von der »Verknöcherung der Gedanken«, die sich auf den Körper überträgt. Der Körper wird dann ebenfalls in seiner Beweglichkeit eingeschränkt.

Erinnern wir uns daran, wie flexibel ein Baby ist und wie unflexibel mittlerweile schon Jugendliche im Alter von 14 oder 15 Jahren sein können. Gleichzeitig können wir aber auch beobachten, dass alte Menschen öfter beweglicher sind als die Generation der Zwanzigjährigen.

Im Taoismus heißt es, das Flexible, Weiche ist das Gesunde. Das Starre ist das Tote. Je flexibler wir in unseren Gedanken sind, desto lebendiger sind wir. Denn alles im Leben, das sich nicht bewegt, das starr oder unflexibel ist, ist tot.

Die Bewegung ist das Leben, und wir halten es auch durch unbewegliches Denken auf. Wird uns das bewusst und lernen wir, die Natürlichkeit der Bewegung wieder zu erleben, lernen wir auch, uns von viel Leid und Krankheit zu befreien.

Flexibilität im Körper

Ist unser Körper gut beweglich, fühlen wir uns wohler. Wir sind fröhlicher im Umgang mit uns selbst, da wir Bewegung mit Freude und Leichtigkeit verbinden und dabei nicht nur an Anstrengung, Einschränkung oder Ärger denken.

Mit dem Gefühl von Leichtigkeit gelingt es uns auch einfacher, Distanz zu gewinnen – zu uns und zu unserer Umwelt. Wir können Dinge gelassener sehen und eine gute Verbindung zu den Geschehnissen in unserer Umwelt, in unserem Beruf, in unserer Freizeit und unserer Gesellschaft aufbauen. Wir beginnen, die Distanz im Alltäglichen zu fördern. Selbst wenn Dinge anders sind, als wir sie gerne hätten, reagieren wir nicht gleich mit einem Gefühl von Bedrängtheit, mit Ärger oder Aufregung, sondern bleiben entspannter und können besser beobachten und überlegter handeln.

83 Mudra zur Flexibilität im Körper

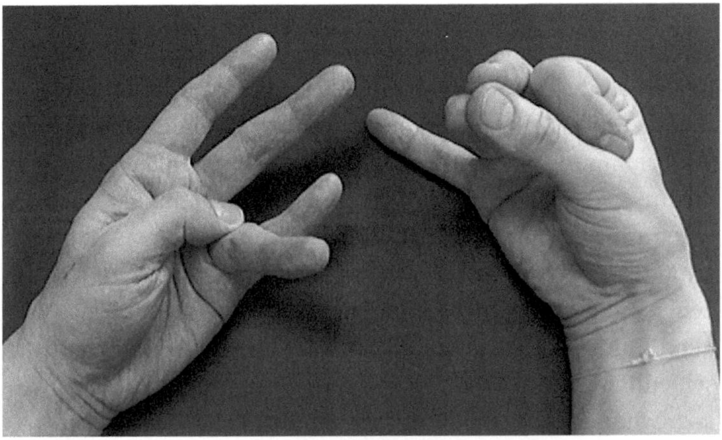

Hände:	beide
Beschreibung:	*rechte Hand:* Zeigefingerspitze in die Daumengrube, Daumen, Mittel- und Ringfinger zusammen *linke Hand:* Daumen an drittes Ringfingerglied – mittelfingerseitig
Zeit:	3 Minuten, mindestens 5 x täglich, 1 Minute Mindestabstand
Im akuten Fall:	9 Minuten, mindestens 10 x täglich, 1 Minute Mindestabstand
Nutzen:	unterstützt die Atmung und die Rückenmarksflüssigkeit, fördert das Gedächtnis und ist die Basis für die Balance von Allergien, zentriert den craniosacralen Reflex

Flexibilität im Bewusstsein

Die Grundlage jeder Flexibilität und Beweglichkeit ist Distanz. Distanz schafft den Raum, in dem Flexibilität möglich ist. Fehlende Distanz führt zu Stagnation. So ist es auch die Distanz, die wir in unserem Denken und Handeln, in unserer Wahrnehmung und unserem Bewusstsein entwickeln können, die uns zu größerer Flexibilität und damit zu einem kreativen, erkenntnisreicheren Leben führen kann. Unsere Kreativität ermöglicht es uns, mit den verschiedenen Situationen unseres Lebens gut umgehen zu können.

Flexibilität im Bewusstsein gibt uns Spielraum, um in unterschiedliche Verhaltensweisen zu wechseln, neue Erkenntnisse anzuwenden und nicht in immer gleicher Weise auf Dinge reagieren zu müssen. So ist Veränderung möglich, und wir erweitern unsere Erfahrungen und dadurch unser Bewusstsein.

84 Mudra zur Flexibilität im Bewusstsein

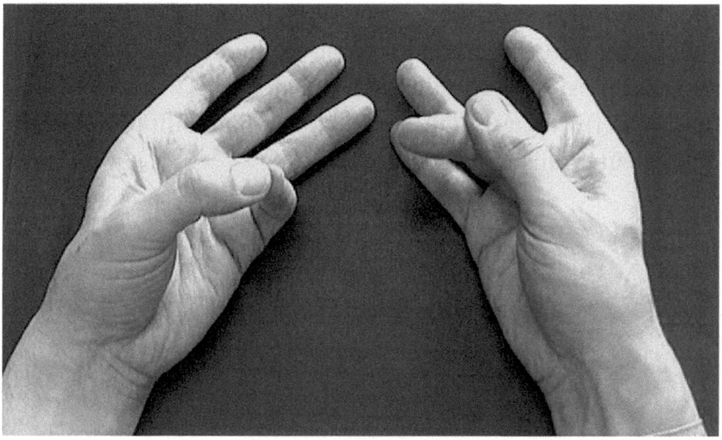

Hände:	beide
Beschreibung:	*rechte Hand:* Daumenbeere auf zweites Mittelfingerglied – zeigefingerseitig *linke Hand:* Daumen- und Kleinfingerspitze zusammen
Zeit:	4 Minuten, mindestens 5 x täglich, 2 Minuten Mindestabstand
Nutzen:	fördert die Herzintegration und den Atemreflex, unterstützt die Atmung und den Gleichgewichtssinn, balanciert das Wasser-Element

Flexibilität als Lebensphilosophie

Die Erkenntnis zu haben, dass Flexibilität das Prinzip allen Lebens ist, und sich darin zu üben, sie in allen Bereichen anzuwenden, ist von grundlegender Bedeutung in unserem Leben. Wir erkennen unsere Natürlichkeit. Flexibilität und Wandel bedeuten unser Leben.

»Alle Dinge tragen, so sie geschaffen werden,
Wandelbarkeit auf ihrem Rücken.«
Meister Eckhart

Unsere Natürlichkeit ist es, die eigene Erkenntnisfindung zu fördern, indem wir aus Erkanntem neue Fragen entwickeln und uns so im ständigen Wechsel wiederfinden. Jeden Tag können Dinge passieren, mit denen wir nicht gerechnet haben. Sind wir uns dessen bewusst und können es als gegeben hinnehmen, haben wir die Flexibilität, die uns hilft, kreativ zu bleiben und Erlebtes emotional nicht länger zu bewegen als nötig. Wir erkennen Unvorhergesehenes als etwas Normales und halten unser Voranschreiten nicht damit auf, es jedes Mal als etwas Besonderes zu betrachten.

85 Mudra zur Flexibilität als Lebensphilosophie

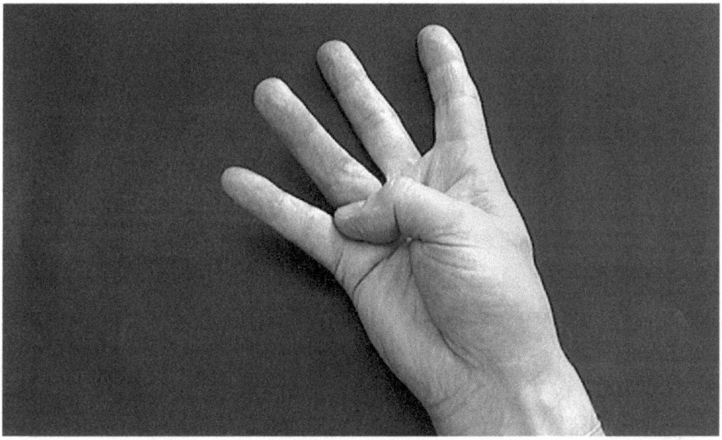

Hände:	rechts oder links oder beide
Beschreibung:	Daumennagel an drittes Ringfingerglied – kleinfingerseitig
Zeit:	3 Minuten, mindestens 4 x täglich, 5 Minuten Mindestabstand
Im akuten Fall:	20 Minuten, mindestens 7 x täglich, 8 Minuten Mindestabstand
Nutzen:	stärkt das Holz- und Feuer-Element und die klare Geisteskraft, fördert das Wasser-Element und die Wahrnehmung, verbessert die Atmung, wirkt auf die Gelenke und die Gelenkigkeit, unterstützt die Kommunikation

6. DER ENERGIEABLAUF IM 24-STUNDEN-RHYTHMUS

Die Organuhr

Die Organuhr ist eine Metapher für alle Zyklen und Kreisläufe in unserem Körper. Die Stabilität unseres Körpers kann nur gewährleistet werden, indem mehrere Kreisläufe zur gleichen Zeit ablaufen – manche extrem schnell und manche sehr langsam. Die unterschiedlichen Kreisläufe ermöglichen Stabilität und Gesundheit.

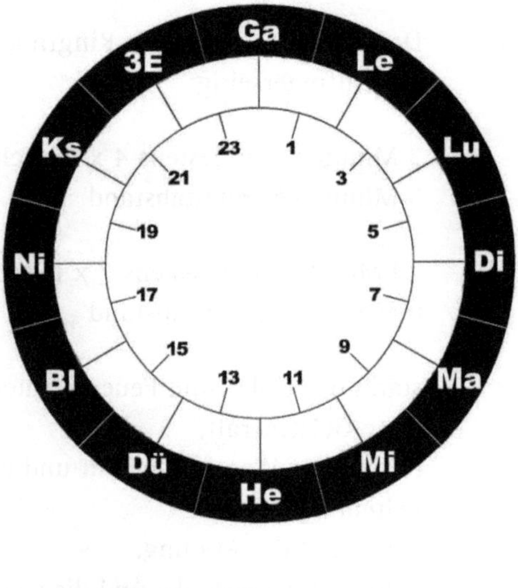

Der Motor unserer inneren Uhr ist die Atmung. Für die Balance der Organuhr sind zwei Hauptsysteme unerlässlich, die Ionisation und der Atemreflex.

Warum tauchen verschiedene funktionelle Störungen zu bestimmten Zeiten auf? Wie hängen diese Zeiten mit unserer inneren Struktur zusammen? Welche äußeren Einflüsse wie die Energien von Erde, Sonne, Mond, Planeten und Gestirnen beeinflussen unseren Energiehaushalt? Jede dieser Fragen verweist uns auf eine gemeinsame Basis: die Organuhr. Wissenschaftliche Erkenntnisse über innere Uhren, Biorhythmen, Chronobiologie sowie das Leben mit den Mondzyklen – all diesen Forschungen, Beobachtungen und Systemen ist die Organuhr übergeordnet. Ihre Bedeutung ist für alle Bereiche unseres Lebens grundlegend.
Unsere Organuhr ist in verschiedenen Rhythmen wirksam. Darunter gibt es einen stündlichen, einen 24-stündlichen, einen jährlichen und einen zwölfjährigen Rhythmus. Die Funktion unserer Organe und Meridiane ist im zeitlichen Zusammenspiel durch unsere Organuhr geregelt. Da wir zwölf Meridiane besitzen, hat jeder Meridian in den täglichen 24 Stunden eine Hauptwirkzeit von zwei Stunden. Das bedeutet, dass alle zwei Stunden ein anderes Organ seine Zeit der größten Aktivität hat.
Wissen wir um diese Rhythmen und können sie nutzen, unterstützen wir unseren Körper in seiner natürlichen Funktion und damit auch unsere Gesundheit.
Unser Wissen um die Zusammenhänge ist dabei wieder entscheidend. Es gibt so viele Themen, mit denen wir nicht umzugehen wissen und dadurch oft gegen unsere Organuhr leben. Wir bereiten uns Leid, das vermeidbar wäre. Leben wir lange Zeit gegen unsere innere Uhr, kommt sie, bildlich

gesprochen, tatsächlich aus dem Takt und kann sich verstellen. Ist ihr Rhythmus verschoben, werden wir abends nicht mehr müde und morgens nicht mehr wach. Denn nach unserer verstellten Organuhr ist es dann noch nicht Abend und auch noch nicht Morgen. In diesem Zusammenhang gibt es keine Tag- oder Nachtmenschen, wie oft behauptet wird, sondern nur Menschen mit einer balancierten oder einer verstellten Organuhr.

Ist der natürliche Rhythmus verschoben, funktioniert auch unsere Verdauung nicht mehr in der natürlichen Hauptaktivitätszeit des Dickdarms morgens, sondern vielleicht abends oder überhaupt nicht mehr täglich. Essen wir regelmäßig zu Zeiten, die nicht der natürlichen Aufnahmezeit unseres Körpers entsprechen, kostet es ihn mehr Energie als nötig, um das Essen zu verdauen. Entziehen wir unserem Körper mehr Energie, als wir ihm zufügen, gerät er aus der Balance, und wir bekommen Beschwerden. Auch die Auswirkungen des Jetlags stehen im Zusammenhang mit der Organuhr.

7. ZUM VERSTEHEN DER BALANCE UNSERER BEFINDLICHKEITEN

Jede Krankheit beginnt mit Unterenergie

Steht unserem Körper nicht die Energie zur Verfügung, die er zur Regulation und zum Einsatz seiner Selbstheilungskräfte benötigt, entsteht Krankheit.
Vor vielen Jahren wurde ich zu einem Vortrag eingeladen. Das Wunschthema lautete: »Die Aktivierung der Selbstheilungskräfte«. Bei der Betrachtung zu diesem Thema wurde mir klar, dass wir uns zuallererst die Frage stellen müssen, wodurch unsere Selbstheilungskräfte geschwächt werden.
Unsere Selbstheilungskräfte ermöglichen unserem Körper die Zentrierung. Erhält unser Körper, was er benötigt, stellt er ein System dar, das sich immer wieder selbst ausgleicht. Unser Körper ist ein sich selbst balancierendes, autonomes Bewegungssystem. Was kostet unseren Körper Energie? Große Energieräuber, die zur Schwächung unserer Selbstheilungskräfte beitragen, sind:

1. Unsere Ernährung
Selbstverständlich ist es wichtig, dass wir auf eine gute Qualität unserer Mahlzeiten achten. Doch von besonderer Bedeutung ist an dieser Stelle auch die Beachtung all dessen, was wir zwischendurch konsumieren. Damit sind alle Stimulanzien gemeint, die unsere Nebennieren durcheinanderbringen

und Stress fördern – an führender Stelle stehen hier Zucker, Kaffee, Zigaretten und Alkohol.

2. Unser Sprechen
Das Herz und die Zunge sind energetisch miteinander verbunden. Sprechen wir zu viel, schwächt dies unsere Herzenergie und in der Folge weitere Energiesysteme.

3. Unser Denken
Unser Denken und unsere Emotionen stehen in Verbindung mit unseren Organen und Meridianen. Wenn wir uns oft über Unnötiges sorgen oder über uns selbst und andere schlecht denken und sprechen, bringen wir unser Gemüt in Erregung und verbrauchen viel Energie.
Unsere Ernährung, unser Sprechen und unser Denken sind also große Energieräuber. Um uns zu stärken, müssen wir diese Reihenfolge umdrehen. Veränderungen im Denken, Sprechen und Essen führen zu einem gesunden Leben.
Klarheit in unserem Denken fördert den inneren Wandel. Durch Klarheit und Achtsamkeit in unserem Sprechen verursachen wir nicht mehr so viel Missverstehen oder Leid und müssen weniger zurücknehmen. Wir zentrieren uns dadurch selbst, und unsere Ess- und Trinkgewohnheiten verändern sich auf natürliche Weise, ohne dass wir ständig das Gefühl haben, auf etwas verzichten zu müssen.

Jede Krankheit beginnt mit Unterenergie. Krankheit entsteht nicht von heute auf morgen, auch wenn uns das manchmal so erscheinen mag. Unser Körper verfügt über viele Möglichkeiten der Regulation, um auch bei kurzfristigen Engpässen seine Funktionen zu erfüllen. Erst wenn ihm über längere Zeit nicht genügend Energie zur Verfügung steht, beginnt er, die

Störung zu signalisieren. Erfolgt kein Energieausgleich durch die Zufuhr von Energie, muss der Körper von der abnehmenden Kraft zehren. Erreicht ihn in diesem Zustand eine weitere Störung, muss sie nicht groß sein, um einen größeren Zusammenbruch der Körperfunktionen zu bewirken. Der Körper wird mit sinkender Energie immer anfälliger für Störungen, da ihm immer mehr Energie zum Ausgleich fehlt.
Sind wir ungeschult in unserer Körperwahrnehmung und in dem Wissen um die Bedürfnisse unseres Körpers, ist es schwierig für uns, unsere Situation zutreffend einzuschätzen.
Wenn wir überrascht sind, dass eine Krankheit »so plötzlich« kam, oder wir uns wundern, dass, wie wir meinen, »nur so ein bisschen« Störung - etwas Kälte oder Wind - »gleich« eine richtige Erkrankung ausgelöst haben soll, dann geht das nicht von den Gegebenheiten unseres Körpers aus. Ebenso wenig geht es von unserem Körper aus, wenn wir - im umgekehrten Fall - sagen: »Das ist ja ganz klar, dass ich mir eine Erkältung geholt habe, denn ich habe lange am offenen Fenster gesessen.«

Ein lohnender Weg, eine immer klarere Einschätzung zu haben und den Anlass unseres Staunens zu verändern, ist es, uns mit den Zusammenhängen unserer Gesundheit zu befassen. Dann können wir zu Recht staunen, wie viele Einflüsse einer stabilen Gesundheit nichts anhaben können. Wenn unser Körper von uns gut gepflegt wird und sich in guter Balance befindet, können ihm einzelne, kleine Störungen keinen Schaden zufügen, und wir spüren seine große Stärke und Stabilität.

8. WICHTIGE ENERGIESYSTEME IN UNSEREM KÖRPER

Atmung

Atmung ist Nahrung für unseren Körper. Ohne Atmung ist unser Körper nicht lebensfähig. Sie ist Zeichen unseres Lebens. Alles beginnt und endet mit ihr. Durch Atmung wird Bewegung in unserem Körper erst möglich. Die Atmung und der Atemrhythmus wirken auf alle Funktionen unseres Körpers – auf unsere Organe, unsere Emotionen, auf alle energetischen Funktionen und auf die Koordination verschiedenster Abläufe. Sie fördert die Herz- und Gehirnintegration und ist der Motor unserer Organuhr. Die Atmung strukturiert den Körper.
Unsere Atmung ist wichtig für alle Verdauungsprozesse in unserem Körper.
Ein chinesischer Lehrer sagte einmal: »Ihr im Westen habt das nicht richtig verstanden. Ihr redet viel über das Essen und über neue Diäten. Aber ihr sprecht niemals über die Atmung. Wer keine gute Atmung hat, kann nicht gut verdauen.«

Für einen Körper, dessen Atmung nicht gut ist, dessen Verdauungsfeuer nicht entfacht ist und der damit nicht gut verdaut, ist es günstig, wenig zu essen. Ihm hilft es nicht, wenn wir uns nur um das Angebot an Speisen kümmern, so wie sich kein Feuer entzünden lässt, wenn wir nur edles Holz in den Ofen legen. Es kommt auch noch darauf an, für Luft und Feuer zu sorgen. Für uns bedeutet dies, dass wir unsere Atmung

und damit unsere Fähigkeit, zu verdauen, verbessern. Ist unsere Atmung gut, tief, regelmäßig und stabil, können alle Funktionen unseres Körpers, die mit ihr zusammenhängen, auch gut sein.
»Da bleibt mir die Luft weg«, sagen wir, wenn uns etwas »den Atem nimmt«. Ob wir essen, schlafen, sehen, hören, sprechen oder fühlen, an etwas denken, uns bewegen, Emotionen oder Stress empfinden – all das hat spontan einen Effekt auf unsere Atmung. Wenn uns aber viele Dinge unseres gewohnten Lebens schon den Atem nehmen, wie soll da noch Luft für unsere Körperfunktionen übrig bleiben?

Sind wir uns darüber bewusst, wodurch unsere Atmung gestört werden kann, können wir die Störungen meiden und gezielt die Einflüsse stärken, die unsere Atmung unterstützen. Von großer Bedeutung für eine gute Atmung ist es, dass dem Körper ausreichend Wasser zur Verfügung steht. Wasser, nicht »Flüssigkeit«. Als Grundlage empfehle ich, täglich zwei Liter reines Wasser ohne Kohlensäure und in jedem Fall ungesüßt zu trinken, da Zucker zu den Atemgiften zählt.

Zwei für unsere Atmung wichtige Systeme sind der Atemreflex und die Ionisation. Sie sind in den folgenden Kapiteln näher beschrieben. Ausreichend Schlaf, genügend Bewegung und Wasser, der geübte Umgang mit Stress und unseren Emotionen sowie eine gute Nahrung sind weitere Voraussetzungen für die Stabilität unserer Atmung.
Die Atmung ist die Voraussetzung jeder Bewegung in unserem Körper. Sie steuert unsere autonomen Bewegungsreflexe, die Koordination von Knochen, Muskeln, Sehnen, Organen und vielem mehr. Mit der Atmung vollziehen sich bestimmte Rhythmen. Ein Beispiel dafür ist der craniosacrale Reflex, bei

dem es um die synchrone Bewegung der Schädel- und Beckenknochen geht. Er aktiviert unter anderem den Fluss der Rückenmarksflüssigkeit, unterstützt die Denk- und Merkfähigkeit und stärkt unser Immunsystem.

In der indischen Philosophie wird die Lebenskraft »Prana« und die Atmung »Pranayama« genannt. Lebenskraft und Atmung stehen also in direkter Verbindung zueinander. Der Rhythmus des Atems, sein gleichmäßiger Fluss und der stete Wechsel von Ein- und Ausatmen wird immer wieder auch symbolisch verstanden und im Zusammenhang mit den Aktivitäten, der Dynamik und dem Wechsel unseres täglichen Lebens gesehen. Die Bedeutsamkeit des Gleichmaßes unseres Atems verdeutlicht auch die Wichtigkeit der Balance in den verschiedenen Bereichen unseres Lebens.

Die Übung der Konzentration auf unseren Atem kann unseren Geist beruhigen und zu tiefer Entspannung führen. Einatmen bedeutet auch, Informationen aufzunehmen, das Ausatmen, im übertragenen Sinn, Dinge in der Natürlichkeit des Lebens wieder freigeben und entspannen.

Zwischen der Ein- und der Ausatmung steht der Moment des Innehaltens. Die Atemluft wir genutzt, Verdauungsprozesse vollziehen sich. Alles von außen Kommende bedarf erst der Verdauung. Alles, was der Verdauung bedarf, braucht Luft und Atmung.

Wenn wir uns um die Stabilität unserer Atmung kümmern, bedeutet dies ebenfalls, dass wir lernen, Verantwortung für uns zu übernehmen, an unserer emotionalen Stabilität zu arbeiten, unsere Fähigkeit zu stärken, sich mit Auseinandersetzungen zu konfrontieren und damit von äußeren Einflüssen unabhängiger zu werden. Denn alles, was uns die Atmung nimmt, fördert die Stockung der Energie.

Wir können lernen, eine stabile und ruhige Atmung zu haben, und sie nicht unwillkürlich auf alles, was uns begegnet, reagieren zu lassen. Vielmehr können wir sie gezielt als Kraft einsetzen, um die Atemführung in unserem Körper zu unterstützen und um uns zu konzentrieren.

Ionisation

Es gibt bestimmte, sehr feine Systeme der Regulation und Koordination in unserem Körper, die bei jedem Anzeichen einer Störung und somit auch bei jeder Krankheit eine Imbalance signalisieren. Die Ionisation ist eines dieser sensiblen Systeme.
Der Begriff Ionisation stammt aus der indischen Heilkunde und beschreibt die oberste Regulation unserer Atmung.

Atmen wir durch die Nase, vollzieht sich ein natürlicher Wechsel unserer Einatmung von einem Nasenloch zum anderen. Vollzieht sich dieser Wechsel regelmäßig, alle 20 bis 25 Minuten, befindet sich unser Körper in einem guten, balancierten Zustand.
Atmen wir durch unser linkes Nasenloch ein, gelangt ein positiver Ionenstrom linksseitig über den Kopf entlang unserer Wirbelsäule in unseren Körper. Wechselt die Priorität des Einatmens zum rechten Nasenloch, strömt ein negativer Ionenstrom über die rechte Seite unseres Kopfes die Wirbelsäule hinunter.
Verläuft dieser Wechsel über längere Zeit gestört, kann er fundamentale Imbalancen im Körper hervorrufen. Eine große

Anzahl der funktionellen Störungen, all unsere sogenannten kleinen »Zipperlein«, sind auf eine schlecht funktionierende Ionisation zurückzuführen. Die Auswirkungen des Jetlags, die beim Fliegen in andere Zeitzonen entstehen, stehen ebenso im Zusammenhang mit der Ionisation.
Die Ionisation hat einen besonderen Effekt auf unsere Epiphyse, auch Zirbeldrüse genannt, die man auch als unseren inneren Kompass bezeichnen kann, sowie auf unsere Organuhr.

Woran erkennt man, ob die Ionisation funktioniert?
Wenn wir immer ein Nasenloch verstopft haben, obwohl wir nicht erkältet sind, liegt eine Imbalance der Ionisation vor. Wir merken, dass sich einmal das eine und nach einer bestimmten Zeit das andere Nasenloch verstopft anfühlt.
Ist die Ionisation in der Balance, sind beide Nasenlöcher offen, und wir spüren den Wechsel des Einatmens nicht.

86 Mudra zur Balance der Ionisation

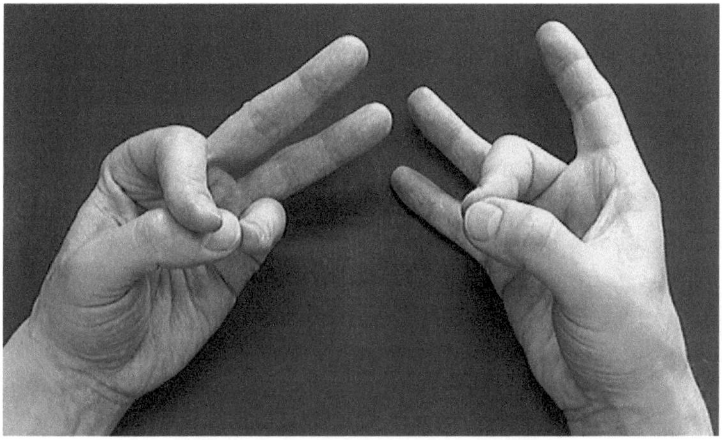

Hände:	beide
Beschreibung:	*linke Hand:* Daumen- und Kleinfingerspitze zusammen, Zeigefingerbeere auf erstes Daumengelenk *rechte Hand:* Daumen- und Mittelfingerspitze zusammen
Zeit:	5 Minuten, mindestens 5 x täglich, 4 Minuten Mindestabstand
Im akuten Fall:	7 Minuten, mindestens 5 x täglich, 1 Minute Mindestabstand
Nutzen:	balanciert das Metall-Element, gleicht das Feuer-Element aus, stärkt das Wasser-Element und fördert die Augenenergie
Geistiger Aspekt:	fördert unsere größte Stärke: die Sanftheit

Atemreflex

Der Atemreflex ist ein wichtiges System zur Stabilisierung unserer Atmung. Er ist die Koordination von Knochen, Muskeln und Sehnen zur Aufnahme der Atemluft.
Die Balance unseres Atemreflexes ist wichtig, damit genügend Atemluft aufgenommen und in unserem Körper verteilt werden kann.
Nicht zu atmen gelingt uns unter normalen Umständen nur für eine bemessene Zeit. Das liegt an unserem Atemreflex, den wir nur über eine gewisse Dauer unterdrücken können. Atmung und Atemreflex sind autonom gesteuert, wir müssen daher nicht immer daran denken, zu atmen – so wird unsere Atmung auch im Schlaf aufrechterhalten.

Gleichgültig, was mit uns passiert, die Atmung wird auch bei vielen Widerständen und Störungen in unserem Körper aufrechterhalten. Ist die Atmung gehemmt, kostet es uns jedoch mehr Energie und bedeutet manchmal auch, dass der Körper mit weniger Atemluft auskommen muss. Ist zum Beispiel durch eine eingeschränkte Beweglichkeit der Interkostalmuskeln – der Muskulatur zwischen den Rippenbögen – die Beweglichkeit unseres Brustkorbs reduziert, müssen wir gegen diesen Widerstand atmen und haben Schwierigkeiten, unser benötigtes volles Atemvolumen zu erreichen.
Beim Atmen bewegen sich unsere Muskeln im Zwischenrippenraum. Der Bauch und das Zwerchfell heben und senken sich, sogar unsere Schädel- und Beckenknochen werden durch die Atmung bewegt. Damit all diese Bewegungsabläufe in einem bestimmten Rhythmus funktionieren, brauchen wir den eingeschalteten Atemreflex. Bei einem hohen Prozent-

satz der Bevölkerung ist der Atemreflex nicht in der Balance. Dafür gibt es verschiedene Ursachen, die häufigsten sind Stress, alle Formen von Emotionen, auch falsche Ernährung und Unfälle wie ein Sturz auf das Steißbein. Selbst wenn ein Unfall bereits vor vielen Jahren passierte, kann die Auswirkung auf den Atemreflex noch bestehen. Ein eingeschränkter Atemreflex lässt uns kurzatmig werden, und es kann ein Gefühl von Enge und Bedrückung entstehen. Wir sind auch schneller gestresst und reagieren panisch oder hilflos.

87 Mudra zur Balance des Atemreflexes

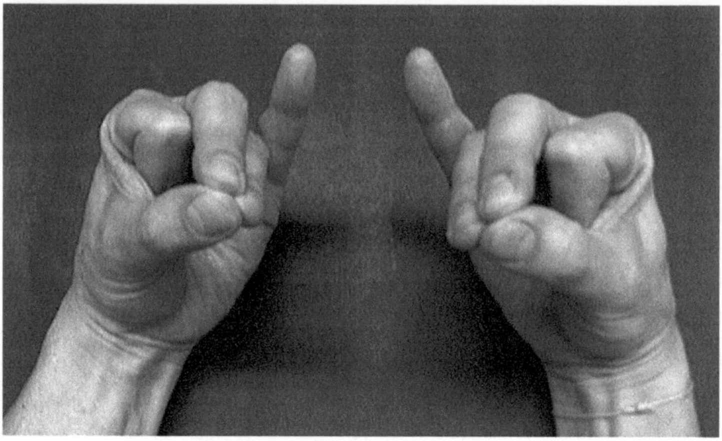

Hände:	rechts oder links oder beide
Beschreibung:	Zeigefinger auf den Daumenballen, Mittel- und Ringfinger auf den Daumen, Kleinfinger bleibt gestreckt
Zeit:	3 Minuten, mindestens 7 x täglich, 1 Minute Mindestabstand
Im akuten Fall:	10 Minuten, mindestens 10 x täglich, 1 Minute Mindestabstand
Nutzen:	stärkt die Gehirn- und Herzintegration, balanciert die Organe und die emotionale Komponente des Atemreflexes, beugt Panikattacken vor und baut Panikattacken in Verbindung mit Herzimbalancen ab

Atemführung

Eine gute Atemführung bedeutet, dass unser Atem überall dorthin gelangen kann, wo er benötigt wird. Die Voraussetzungen dafür sind ein guter, möglichst ungestörter Ablauf aller an der Atmung beteiligten Funktionen sowie ein gutes Atemvolumen. Hier kommt es darauf an, dass die Funktionen im Einzelnen und in ihrem Zusammenspiel reibungslos ablaufen. Die Beweglichkeit unserer Muskulatur, unserer Gelenke und unserer Organe ist dabei wichtig. Und die Funktion unserer autonomen Bewegungsreflexe, der verschiedenen Atemzentren und die Einflüsse vieler weiterer Rhythmen und Strukturen sind maßgeblich.

Atmung bedeutet mehr, als ein- und auszuatmen. Wir speichern an verschiedenen Stellen unseres Körpers Luft: In der indischen Heilkunde werden 48 Hauptluftarten und 700 Untergruppen unterschieden. In der taoistischen Medizin werden 72 Hauptluftarten in 600 Untergruppen unterteilt.

Durch die Anwendung von Atemtechniken und -übungen ist es uns möglich, unsere Atmung und damit auch die Atemführung zu unterstützen. In den indischen Lehren heißt es: »Atmung ist Leben. Wer die Atmung kontrollieren kann, kontrolliert sein Leben.«
Wissen wir nicht, wie wir unsere Atmung kontrollieren können, gerät sie immer wieder aus der Ruhe. Sie befindet sich dann ständig in Schwankung, denn alles, was uns umgibt, hat einen Einfluss auf unsere Atmung. Ob wir in Eile sind, uns erschrecken oder uns freuen – unsere Atmung verändert sich sofort.

Durch den geübten Umgang mit unseren Emotionen, durch die Vertiefung unserer Atmung, durch ein ruhiges Gleichmaß der Atemzüge und durch die gezielte Lenkung unserer Atmung in die verschiedenen Bereiche unseres Körpers können wir die Qualität unserer Gesundheit und unseres Lebens enorm erhöhen.

Durch unsere Einatmung nehmen wir Sauerstoff auf. Unsere Luft enthält circa 18 Prozent Sauerstoff, von denen wir in gesundem Zustand mit gesundem, dünnflüssigem Blut idealerweise vier Prozent, normalerweise ein bis drei Prozent resorbieren können.

Sauerstoff ermöglicht verschiedene Verbrennungs- und chemische Umwandlungsvorgänge, deren Ablauf Energie freisetzt, die dann unserem Körper zur Verfügung steht. Je besser der Zustand unseres Körpers und damit auch die Atemführung ist, umso mehr Sauerstoff können wir aufnehmen und umso reibungsloser verläuft die Energiegewinnung. Steht dem Körper genügend Energie zur Verfügung, kann er all seine Funktionen erfüllen.

Je weniger Sauerstoff wir aufnehmen können, umso schneller muss unsere Atmung werden. Die Atmung wird flacher, unser Atemvolumen kleiner und der Blutdruck steigt an. Mit steigender Atemfrequenz verbraucht der Körper mehr Energie, und die Ruhe unserer Atmung ist gestört. Ist unsere Atmung aber ruhig und tief, verbraucht der Körper weniger Energie. Damit steht ihm mehr freie Energie zur Verfügung. So heißt es: »Eine ruhige Atmung macht ein gesundes und langes Leben.«

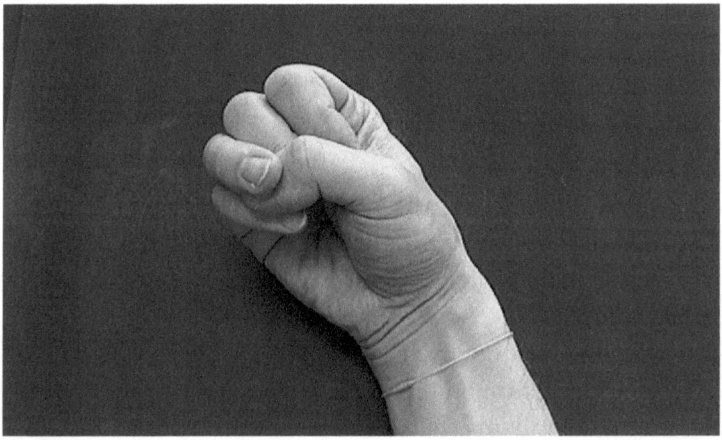

Hände:	rechts
Beschreibung:	Zeige- und Mittelfinger einrollen, bis die Fingerspitzen die Handinnenfläche berühren, Daumenspitze auf erstes Kleinfingergelenk außen, Ringfingerbeere auf Daumennagel
Zeit:	4 Minuten, mindestens 4 x täglich, 4 Minuten Mindestabstand
Im akuten Fall:	10 Minuten, mindestens 9 x täglich, 12 Minuten Mindestabstand
Nutzen:	balanciert die Organuhr, unterstützt bei Migräne und Allergien, stärkt die Gehirnintegration, fördert die Atmung und die Ionisation

Gehirnintegration

Zur Grundlage unserer Gesundheit gehört die Gehirnintegration. Unser Gehirn besteht aus zwei Hälften, der linken und der rechten, denen unterschiedliche Funktionen zugeordnet sind.

Allgemein betrachtet werden der linken Hälfte die eher analytischen und der rechten Hälfte die eher intuitiven Fähigkeiten zugeschrieben. Beide Gehirnhälften – unsere Großhirnhemisphären – sind durch das »Corpus callosum«, auch Balken genannt, verbunden. Die Aufgabe des Corpus callosum besteht darin, Informationen von der einen Hälfte des Gehirns in die andere zu übermitteln. Durch den Informationsaustausch werden die verschiedenen Funktionen beider Gehirnhälften koordiniert.

Wie wichtig die Zusammenarbeit beider Gehirnhälften ist, wird bei bestimmten Auffälligkeiten besonders deutlich. So kann man beispielsweise bei Menschen, die beim Sprechen stottern, beobachten, dass sie beim Singen nicht stottern. Denn das Singen beschäftigt beide Gehirnhälften zur gleichen Zeit.

Wenn wir im Laufe des Lebens eine ausgeprägte Dominanz einer Gehirnhälfte entwickeln, kommt es zu Unausgewogenheiten im energetischen Bereich. Bestimmte Neigungen und Verhaltensmuster können entstehen und in der Folge auch weitere Imbalancen und Krankheiten hervorrufen.

Eine eingefrorene Dominanz – hiervon spricht man, wenn das Umschalten von rechts auf links und umgekehrt nicht möglich ist – führt unter anderem zu festgefahrenen Meinungen, die selten begründet werden können, auf denen aber beharrt wird, koste es, was es wolle. Darum ist es von großer Bedeutung, dass wir unsere Fähigkeit, mühelos mit beiden Gehirnhälften zu arbeiten, nutzen. Diese Fähigkeit ist uns eigen, sie bedarf nur unserer Förderung.

89 Mudra zur Balance der Gehirnintegration

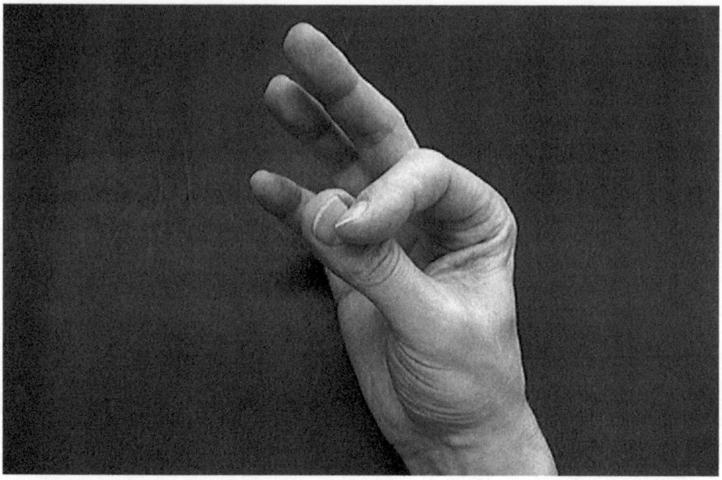

Hände:	rechts
Beschreibung:	Daumennagelfalz zeigefingerseitig unter erstes Zeigefingerglied – mittelfingerseitig
Zeit:	5 Minuten, mindestens 3 x täglich, 2 Minuten Mindestabstand
Im akuten Fall:	7 Minuten, mindestens 4 x täglich, 2 Minuten Mindestabstand
Nutzen:	unterstützt die Atmung sowie die Gehirn- und Herzintegration, fördert die Flexibilität im Holz-Element und die Konzentration
Geistiger Aspekt:	Wachsen in der Lebenskraft

Herzintegration

Aus energetischer Sicht ist das Herz unser zweites Gehirn, und die Herzintegration ist die Basis unserer Gesundheit. Ist unser Herz integriert, steht uns unsere gesamte Herzenergie zur Verfügung. Wir können im Leben ganz hinter dem stehen, was wir tun, und unser Tun ist voller Lust und Kraft. Der Volksmund kennt das Wort »halbherzig« und bezeichnet damit, dass jemand eben nicht voll und ganz hinter dem steht, was er tut, oder eine Sache ohne Lust erledigt.

Das Fatale an einer Herzdesintegration ist, dass wir unsere Halbherzigkeit nicht fühlen. Wenn sich eine Herzhälfte energetisch abschaltet, ist die Energie nicht mehr vorhanden. Eine Energie, die wir nicht haben, fühlen wir nicht. Könnten wir unsere Halbherzigkeit wahrnehmen, würden wir sofort etwas ändern. Doch so leben wir oft über viele Jahre hinweg unbewusst halbherzig.

Eine fehlende Herzintegration führt zu Beschwerden, für die es oft keine klinisch nachweisbaren Ursachen gibt. Extrasystolen, Herzrasen oder Herzrhythmusstörungen gehören dazu. Sie tauchen plötzlich auf und verschwinden ebenso schnell wieder. Die Integration unserer beiden Herzhälften ist in erster Linie von unserem Denken, unserem Fühlen, unserem Sprechen und unserem Essen abhängig.

In der taoistischen Medizin gibt es die Verbindung zwischen Organ und Sinnesorgan.

Die Zunge als Sprechorgan hängt mit dem Herzen zusammen. Wenn ein Mensch viel spricht, sagt der Volksmund, dass er sein Herz auf der Zunge trägt. Wenn Menschen Dinge essen, die das Feuer-Element zu groß werden lassen, müssen sie zwanghaft viel und schnell reden. Damit schalten sie ihre

Herzenergie noch mehr ab. Stille auszuhalten wird für sie immer schwerer.
Im *I Ging*, dem chinesischen Buch der Wandlungen, ist die Beziehung zwischen Essen und Sprechen passend beschrieben: »Das Essen ist eine Bewegung von außen nach innen. Das Sprechen ist eine Bewegung von innen nach außen. Beide ergänzen einander.« So wie wir essen, so sprechen wir. Ein Zitat von Sai Baba, einem großen indischen Lehrer, lautet: »Mäßigkeit im Essen und Sprechen, im Wünschen und Wollen machen ein ruhiges, freundliches und gesundes Leben.«
Die Herzintegration ist auch eine Voraussetzung dafür, nicht von Allergien belastet zu sein. Allergien führen zur Desintegration der beiden Herzhälften.
Die Vorgänge der Halbherzigkeit sind feinenergetische Prozesse, die sich im Verhalten der Menschen zeigen. Sie sind mit den bekannten klinischen Methoden noch nicht messbar. Die Herzintegration wird unter anderem durch allergologisch richtige Ernährung und Übungen in energetisch sinnvoller Weise erreicht. Ein starkes Herz bringt uns innere Ruhe.
In der Kinesiologie gibt es den Begriff »zweites Gehirn«, der sich auf unser Herz bezieht. Was wir in unserem Kopf bewegen, kann durch schlaue Konzepte und Gedanken verändert werden – was wir in unseren Herzen bewegen und wissen, kann uns niemand nehmen. So ist unser Herz Sitz des klaren Verstehens und der unverbrüchlichen Wirklichkeit.

90 Mudra zur Balance der Herzintegration

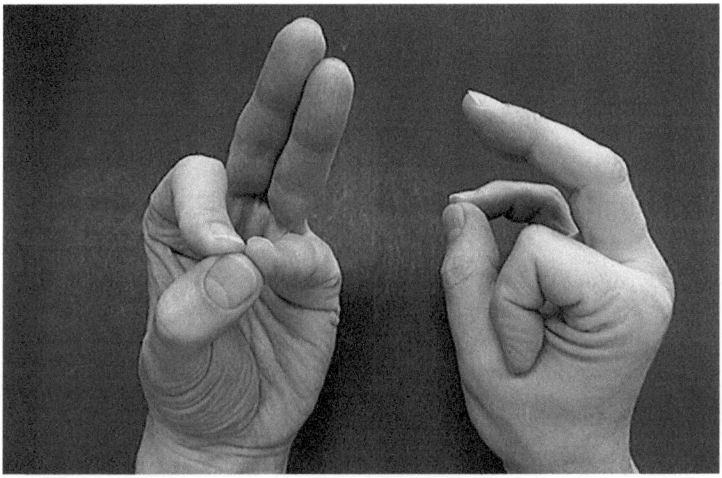

Hände:	beide
Beschreibung:	*rechte Hand:* Daumen und Kleinfinger zusammen, Zeigefinger in die Daumengrube *linke Hand:* Daumen, Zeige- und Kleinfinger zusammen
Zeit:	5 Minuten, mindestens 4 x täglich, 4 Minuten Mindestabstand
Im akuten Fall:	8 Minuten, mindestens 6 x täglich, 2 Minuten Mindestabstand
Nutzen:	stärkt die Herzintegration und die Gelenke, balanciert das Wasser-Element, fördert die Intuition, stärkt das Gedächtnis und das Immunsystem

Die Verbindung von Gehirn- und Herzintegration

Welche Bedeutung die Integration von Gehirn und Herz für unsere Gesundheit hat, beschreiben die einzelnen Kapitel. Zur Erweiterung der Balance und zur Gesamtheit der Basis unserer Gesundheit gehört aber auch die Verbindung des integrierten Gehirns mit dem integrierten Herzen. Das Kapitel über die Herzintegration beginnt mit dem Satz: In der Kinesiologie gibt es den Begriff zweites Gehirn, der sich auf unser Herz bezieht. Im *Tao Te King* heißt es: »Denken mit dem Herzen und fühlen mit dem Gehirn.« Danach können wir leben, wenn unser Gehirn in energetischer Verbindung mit unserem Herzen steht. Sind Gehirn und Herz integriert und verbunden, besteht ein Kontakt zwischen der rechte Seite unseres Gehirns und unserer linken Herzhälfte sowie der linken Seite des Gehirns und unserer rechten Herzhälfte.

Unser Gehirn ist eine Art »Koordinationszentrale«, die unsere vielen Körperfunktionen steuert. Unser Herz ist das Zentrum des wahren Wollens, des klaren Verstehens und des reinen Fühlens.

Erfahrungen und Eindrücke gelangen über verschiedene Filter in unser Gehirn und unser Bewusstsein. Es gibt Momente im Leben, in denen wir sogenannte überzeitliche Erkenntnisse gewinnen und von denen wir unumstößlich wissen, dass sie von tiefster Wahrheit sind – obwohl wir sie mit Worten nicht beschreiben und in unserem gewohnten, logischen Denken nicht nachvollziehen können. Woher haben wir dieses Wissen, dieses Empfinden von tiefster Wahrheit? Es kommt aus unseren Herzen.

91 Mudra zur Balance der Verbindung von Gehirn- und Herzintegration

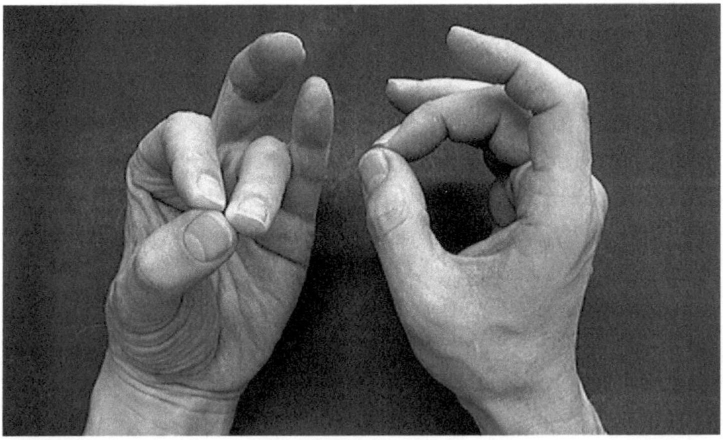

Hände:	rechts und links
Beschreibung:	*rechte Hand:* Daumen und Mittelfinger zusammen *linke Hand:* Daumen, Zeige- und Ringfinger zusammen
Zeit:	5 Minuten, mindestens 4 x täglich, 5 Minuten Mindestabstand
Im akuten Fall:	20 Minuten, mindestens 5 x täglich, 2 Minuten Mindestabstand
Nutzen:	fördert die Organenergie, unterstützt die Atmung, bringt Distanz zu unseren Neigungen und lässt uns einen höheren Blickpunkt einnehmen

9. BEWEGUNG – DIE ERNÄHRUNG UNSERES KÖRPERS

Bewegung ist die Natürlichkeit unseres Körpers. Von Geburt an bis zum Tod bewegt sich unser Körper. Bewegung bedeutet Leben und Gesundheit. Alles Unbewegte bedeutet Tod und Stagnation. Die Voraussetzung jeder Bewegung in unserem Körper ist die Atmung.
Bewegung und Übungen ermöglichen jegliche physiologischen Abläufe im Körper und das Zusammenspiel aller Energiesysteme. Unseren Körper in gesunder Weise zu bewegen stärkt ihn in all seinen Funktionen.

Es gibt zwei Aspekte der Bewegung, die untrennbar miteinander verbunden sind und deren Beachtung von Bedeutung ist, wenn wir uns umfassend mit den Gesetzmäßigkeiten unseres Lebens und der Förderung unserer Selbstheilung beschäftigen wollen. Diese zwei Aspekte sind als Yin-Bewegung, die innere Bewegung, und als Yang-Bewegung, die äußere Bewegung, benannt. Wenn wir in äußerer Bewegung (Yang) sind, schweigt das Yin. Die innere Bewegung ist in diesem Moment klein. Wenn wir in innerer Bewegung (Yin) sind, wie in Konzentration und Meditation, schweigt das Yang. Die äußere Bewegung ist in Ruhe.

Gesundheit bedeutet, dass die Aspekte von Yin und Yang ausgeglichen sind und sich abwechseln. Auf eine Yang-Bewegung folgt immer eine Yin-Bewegung. Dieses Wissen wenden wir in verschiedenen Lebensbereichen bewusst an. Beim Sport werden zum Beispiel nach körperlichem Training entsprechende Pausen eingehalten, da man weiß, dass die Ruhephasen zwischen den Trainingseinheiten zum Muskelaufbau benötigt werden.

Unser Erkennen des Prinzips von Yin und Yang in allen Bereichen des Lebens und die Förderung unserer Fähigkeit, es zu nutzen und immer weniger in diesen natürlichen Wechsel einzugreifen, bedeutet, zu gesunden.

10. GESUNDHEIT UND KRANKHEIT

Betrachtungen zur Gesundheit

Zur Grundlage unserer Gesundheitspflege und unserer Gesundung gehören unsere wachsame Selbstbetrachtung, eine gewisse Distanz zu uns selbst, der Wunsch, zu gesunden und damit, die Erkenntnisse gewinnen zu wollen, die uns zu unserer Gesundung führen.
Erkenntnisse gewinnen wir in Achtsamkeit und in stetigem Bestreben, unser Wissen um die Gesetzmäßigkeiten unseres Lebens sowie die Zusammenhänge in unserem Körper zu erweitern und anzuwenden. Den Umgang mit uns selbst und die Bedingungen, die uns fördern oder für uns nicht förderlich sind, zu erlernen, ist eine wichtige Voraussetzung für unsere Gesundheit.

Je mehr Energie wir zur Verfügung haben, umso gesünder können wir sein.

92 Mudra zur Basis der Gesundheit

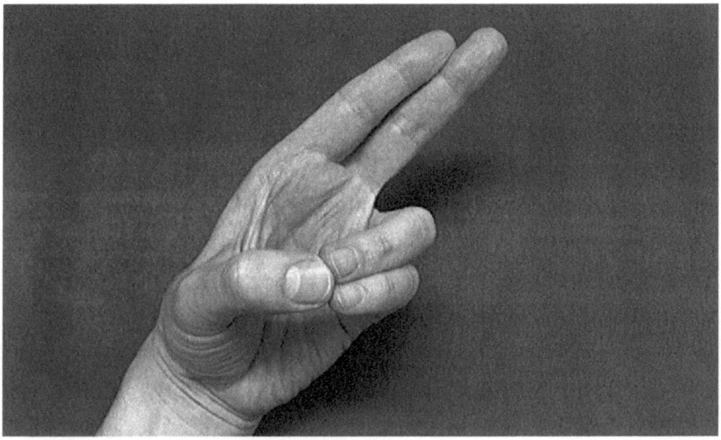

Hände:	rechts oder links oder beide
Beschreibung:	Daumen, Ring- und Kleinfinger zusammen, die übrigen Finger bleiben gestreckt
Zeit:	10 Minuten, mindestens 3 x täglich, 4 Minuten Mindestabstand
Im akuten Fall:	24 Minuten, mindestens 5 x täglich, 3 Minuten Mindestabstand
Nutzen:	balanciert die Organuhr und die Nerven, unterstützt unseren autonomen Bewegungsreflex und die Meridiane, stärkt die Herzenergie
Geistiger Aspekt:	*das* Lebens-Mudra

Betrachtungen zur Krankheit

Womit beschäftigen wir uns, wenn wir krank sind? Wenn wir krank sind, kommt es häufig vor, dass wir von einem Termin zum nächsten eilen müssen und dass die Organisation vieler funktioneller Dinge einen großen Teil unserer Zeit in Anspruch nimmt. Das bedeutet, dass wir, wenn wir krank werden, gezwungen sind, uns mit großem Aufwand um unsere Krankheiten zu kümmern.

Wir müssen uns informieren, welche Ärzte uns helfen können, an wen wir uns wenden müssen, wie die Regelungen unserer Krankenkasse lauten. Wir sitzen in Wartezimmern und warten still vor uns hin, mit anderen Kranken und Leidenden. Vielleicht ist es aber auch laut. Denn manche Wartende reden viel, manche streiten, dazu kommt säuselnde Musik, aufgeregtes Personal, oder es läuft eine Videoanimation, die die Patienten über die unterschiedlichen Behandlungen in dieser Arztpraxis informiert. Nach der Untersuchung brauchen wir Überweisungen, wir müssen zu anderen Ärzten gehen oder Ämter aufsuchen, um Beihilfe oder andere Unterstützung anzufordern. Hinzu kommen Therapien, Termine hierfür, Krankenhausaufenthalte und die Klärung aller praktischen Fragen wie: Wie komme ich jetzt ins Krankenhaus? Wer hilft mir? Wer betreut meine Wohnung? Wer macht was im Einzelnen? Das alles bedeutet einen großen Aufwand und kostet uns viel Energie.

Angesichts dessen gewinnt doch die Frage an Wert, warum wir uns, wenn wir uns in jedem Fall kümmern müssen, nicht von Anfang an mehr um unsere Gesunderhaltung kümmern. Wenn wir es klar betrachten, steckt dahinter nicht mehr Aufwand als in all dem, was wir unternehmen müssen, wenn wir uns um unsere Krankheiten kümmern.

Wenn wir uns damit beschäftigen, uns über unser Leben, über unsere Gesundheit und über unsere Krankheiten Gedanken zu machen und dies als tägliche, energetische Hygiene – verbunden mit Übungen und bewussten Maßnahmen, damit wir gar nicht erst in diese Krankheitsverwaltungsmaschinerie kommen müssen – betrachten würden, würden wir lernen, Verantwortung für uns zu übernehmen, uns um uns selbst zu kümmern und den Weg zu beschreiten, der uns zu einer stabilen Gesundheit führt.

Krankheit und Lernen

Leben bedeutet, mit allem konfrontiert werden zu können, was die Bedingungen auf unserer Erde und in unserem Körper ermöglichen. Krankheit und Leid entgegenzutreten bedeutet für uns, dass wir lernen, die Bedingungen für unseren Körper so günstig wie möglich zu gestalten, indem wir sie erforschen und in bestmöglicher Weise mit ihnen leben.
Unser Körper signalisiert, wie es ihm geht, was ihm nützt und was ihm schadet. Und es ist unsere Aufgabe, zu lernen, diese Signale zu hören, zu deuten und unseren Körper in seinen Funktionen zu unterstützen. Nur wenn wir diese Mitteilungen lange Zeit nicht hören oder nicht zu deuten wissen, reagiert unser Körper mit Krankheit.
Denn Krankheit ist eine Form der Kommunikation unseres Körpers mit uns. Manchmal ist sie seine einzige Möglichkeit, uns unsere Lage bewusst zu machen. Dann kann uns Krankheit dazu bewegen, uns mit den Zusammenhängen unseres Lebens auseinanderzusetzen und nicht zu verdrängen oder wegzuschieben.
Wir sehen Krankheit oft als Störung der Normalität unseres

Lebens. Was die Normalität des Lebens eigentlich ist, betrachten wir dabei selten genauer. Würden wir nicht von Krankheit »gestört«, wären wir der Überzeugung, dass die Art, wie wir zu leben gewohnt sind, richtig und gut ist. Erst die Krankheit bewirkt, dass wir unser Leben überdenken und Änderungen vornehmen.

Aus der Energielehre wissen wir, dass Krankheiten – auch wenn es manchmal so scheinen mag – nicht über Nacht entstehen, sondern sich über lange Zeit hinweg aufbauen. Wenn wir unsere kleinen Imbalancen und Störungen ernst nehmen und hinterfragen, warum sie auftauchen und wie sie möglicherweise entstanden sein könnten, unterbrechen wir weitere Missverhältnisse und die mögliche Entstehung größerer Krankheiten.
Eine Krankheit wach durchlebt, kann uns für unser gesamtes Lebensgefüge von großem Nutzen sein und einen wichtigen Lernprozess darstellen. Ein Teil unseres Lernens besteht darin, zu erkennen, dass wir auf unseren Körper achten müssen.
Ein großes Ziel ist es, dass wir so wach und umsichtig werden, dass sich Krankheit nicht mehr auf unserer körperlichen Ebene zeigen muss, sondern dass wir unseren Weg des Lernens erkennen und ihn in geistiger Auseinandersetzung gehen.

93 Mudra zu Krankheit und Lernen

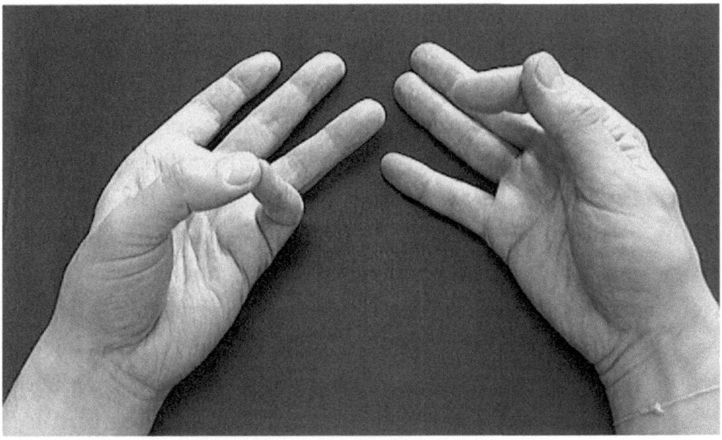

Hände:	beide
Beschreibung:	*rechte Hand:* Daumenkuppe auf zweites Zeigefingerglied – daumenseitig *linke Hand:* Daumen und Kleinfinger zusammen
Zeit:	3 Minuten, mindestens 5 x täglich, 4 Minuten Mindestabstand
Nutzen:	fördert die Gehirn- und Herzintegration, stärkt die Atmung, unterstützt den Gleichgewichtssinn, das Gedächtnis und die Konzentration
Geistiger Aspekt:	die Aufrichtigkeit in der Selbstheilung

Krankheit und ihre Funktionen

Krankheit hat die wichtige Funktion, uns in unserem Suchen und Finden und in unserer Lebensphilosophie zu unterstützen. Wie im vorangegangenen Kapitel erläutert, würden wir nicht auf die Idee kommen, dass etwas in unserem Leben der Korrektur bedarf, wenn es die Krankheit als »Störung« unserer »Normalität« nicht gäbe. Zwar wären in unserer Umwelt vielleicht verschiedene Anzeichen sichtbar – dass wir beispielsweise immer mit denselben Leuten Ärger haben, dass wir uns immer wieder über dieselben Geschehnisse ärgern, dass etwas noch einmal auf uns zukommt, obwohl wir es nie wieder wollten, oder dass wir versuchen, immer wieder die gleichen Lebensstrukturen, entgegen besserem Wissen, gegen uns und die Umwelt durchzusetzen. Doch wir würden die Zusammenhänge nicht sehen, nicht nach der Ursache fragen und uns nicht weiter darum kümmern, wenn die Krankheit uns nicht auf die Missverhältnisse aufmerksam machen und uns veranlassen würde, unser Verhalten, das zur Entstehung dieser Missverhältnisse geführt hat, zu korrigieren. Gesundheit erlangen wir, indem wir uns damit beschäftigen, uns wieder in den Zustand der Balance zu bringen und zu hinterfragen, was auf den verschiedenen Ebenen unserer Energie, unseres Fühlens und Denkens, unseres Körpers und Geistes zur Krankheit geführt hat. Fragen verschiedener Ebenen können sein: Was habe ich Falsches gegessen? Welche Lebensumstände halte ich aufrecht, obwohl sie mir nicht nützen? Welchen Beruf habe ich, obwohl ich weiß, dass er mich krank macht, weil er so gar nicht in mein Gefüge hineinpasst?

Die Ergründung der Ursachen, die zur Krankheit geführt haben, verhilft uns zu Erfahrungen und Erkenntnissen, die uns zu einer immer stabileren Gesundheit führen.

Wenn wir krank sind, haben wir eine einzige Aufgabe: nämlich gesund zu werden. Sind wir gesund, setzt sich die Arbeit fort, indem wir die Basis unserer Lebensphilosophie hinterfragen und aus den Gedanken, die uns die Krankheit brachte, eine Erkenntnis gewinnen, mit der wir von Krankheit zu Gesundheit gelangen.

Das große Ziel ist es wieder, Krankes und Krankheit zu spüren, ohne die gesamte Symptomatik durchleben zu müssen.

Krankheit hundertprozentig zu vermeiden ist nicht möglich. Deswegen sollten wir in den gesunden Zeiten für Momente der Krankheit »trainieren« und uns einen sinnvollen Zeitplan aufstellen. Indem wir neue Erkenntnisse gewinnen, gelangen wir in andere Bereiche des Denkens. Auch durch Veränderungen im Umgang mit unseren Emotionen kann für uns ein neues Lebensgefüge entstehen.

Weise Philosophen aus verschiedenen Jahrhunderten und aus verschiedenen Kulturen haben zum Thema Krankheit einen Grundgedanken entwickelt, der die Funktion der Krankheit als eine Art Kloster bezeichnet, als einen inneren Rückzugsraum mit Regeln und Exerzitien. Dr. Edward Bach sagte zum Beispiel: »Wir leiden an uns selbst. Die Frage nach der Funktion einer Imbalance oder Krankheit kann nur in der inneren, stillen Kommunikation mit uns geklärt werden.«

94 Mudra zur Krankheit und ihren Funktionen

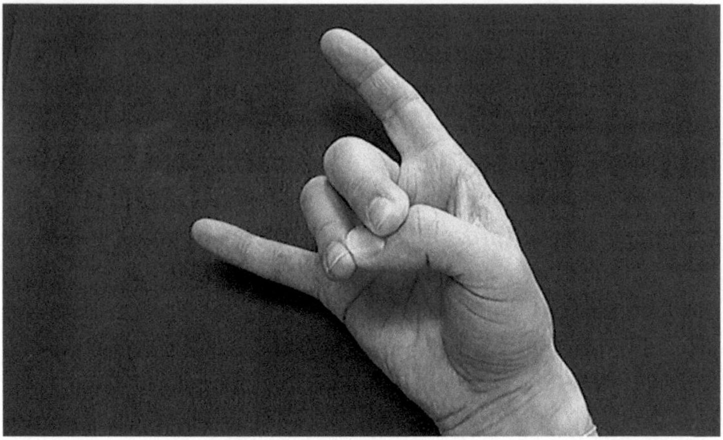

Hände:	rechts oder links
Beschreibung:	Daumenspitze an Ringfingernagelfalz – mittelfingerseitig, Mittelfingerbeere auf erstes Daumenglied
Zeit:	10 Minuten, mindestens 3 x täglich, 3 Minuten Mindestabstand
Im akuten Fall:	10 Minuten, mindestens 7 x täglich, 2 Minuten Mindestabstand
Nutzen:	balanciert die Gehirn- und Herzintegration, stärkt wichtige Regelfunktionskreise und die Lebenskraft, unterstützt die Schmerzstabilität, stärkt die Organenergien
Hinweis:	dieses Mudra ist besonders zur Regeneration des Körpers geeignet

Krankheit und Gesellschaft

Noch nie war der Stand unserer Wissenschaft so hoch, noch nie war unser soziales Netz so eng und präsent. Und doch nimmt die Anzahl der Krankheiten in unserer Gesellschaft stetig zu, und sehr viele Menschen sind krank. Auch der Umgang mit Krankheit verändert sich: Viele Menschen leiden über eine lange Zeit an Symptomen und beachten sie gar nicht mehr, weil das tägliche Einnehmen von Medikamenten eine Art Nahrungsergänzung geworden ist. Die Menschen merken schon gar nicht mehr, dass sie krank sind. Das Kümmern um ihre Krankheit ist schon zu einem Teil ihrer Lebensstruktur geworden. Da dies für immer mehr Menschen zutrifft, entwickelt sich daraus zunehmend eine Gesellschaftsstruktur.
Somit entsteht die Meinung, Krankheit gehöre zur Normalität. Daher wundern wir uns kaum, dass wir ab einem gewissen Alter eine Anzahl bestimmter Krankheiten haben. Ist dies bei jemandem nicht der Fall, begegnet ihm oft großes Erstaunen. Denn wir gehen heutzutage prinzipiell nicht mehr davon aus, dass es natürlich ist, im Alter gesund zu sein. Bei Schmerzen gibt es Tabletten, und auch Allergien sowie viele weitere Beschwerden sind nichts Besonderes mehr.
Hoimar von Ditfurth (1921–1989), der als Arzt, Dozent, freier Publizist und Wissenschaftsjournalist tätig war, sagte in den frühen 80er Jahren für die 90er Jahre voraus, dass das Gesundheitspotenzial in unserer Gesellschaft so weit sinken würde, dass viele Krankheiten gar nicht mehr als solche bezeichnet würden, weil so viele Menschen unter ihnen leiden. Diese Prognose hat sich längst erfüllt.

Wenn wir überlegen, womit wir unsere Zeit verbringen, wie viel Raum allein das Telefonieren am Handy, das Versenden

von E-Mails und SMS sowie die Beschäftigung mit dem Internet einnehmen, und wie viel Geld uns das kostet, sehen wir deutlich, wo die Prioritäten in unserer Gesellschaft und auch bei uns selbst liegen. Es wird zunehmend schwieriger, beinahe unmöglich, sich von dieser Entwicklung fernzuhalten. So ist es schon alltäglich, dass Lehrer die Hausaufgaben für ihre Schüler ins Netz stellen, damit sie zu Hause heruntergeladen werden und mit Hilfe des Internets erledigt werden können. Der Fortschritt, vor allem bei den elektronischen Medien, vollzieht sich so rasant, dass immer mehr Menschen einen zunehmenden Teil ihrer Freizeit damit verbringen, ständig neue Modelle und Geräte auszuwählen, deren viele Funktionen sie dann in weiterer Zeit zu verstehen versuchen.
In der Betrachtung geht es darum, wie viel es für unsere Gesundheit bedeuten würde, wenn wir uns auch nur annähernd so intensiv mit ihr beschäftigen würden wie mit all den anderen Dingen, die wir für so wichtig halten.
Es ist ein unablässiger Schritt, dieser Dynamik in unserer Gesellschaft entgegenzutreten und uns Freiräume zu schaffen, wenn wir zu wirklicher Gesundheit gelangen wollen.

95 Mudra zu Krankheit und Gesellschaft

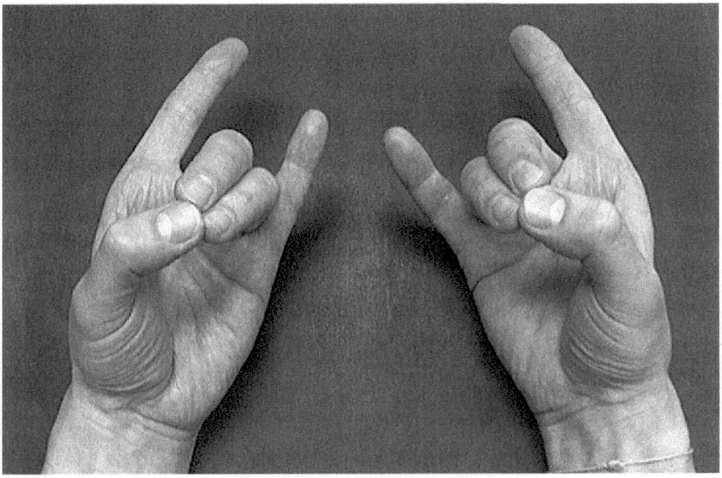

Hände:	rechts oder links oder beide
Beschreibung:	Daumen, Mittel- und Ringfinger zusammen
Zeit:	10 Minuten, mindestens 3 x täglich, 4 Minuten Mindestabstand
Im akuten Fall:	20 Minuten, mindestens 5 x täglich, 3 Minuten Mindestabstand
Nutzen:	balanciert das Immunsystem und die Atmung, unterstützt den autonomen Bewegungsreflex
Geistiger Aspekt:	Energie-Mudra

Krankheit und Sozialgefüge

Wenn wir von Krankheit und Sozialgefüge sprechen, meinen wir auch die Lebenseinstellungen eines Menschen, das Maß seiner Selbstverantwortung und die Verantwortung für andere. Allgemein reden wir von den Fähigkeiten, die wir entwickeln, um in einer Gemeinschaft mit anderen Menschen zu leben.

Wir können erkennen, was im Leben eines Einzelnen nicht zu seiner Gesundheit beiträgt, und wir können betrachten, wodurch Krankheit im Zusammenleben mit anderen Menschen sichtbar wird.

Unser bestehendes Sozialgefüge hat in vielen Bereichen unseres Lebens zu einer Verbesserung beigetragen. Doch verbunden mit einer Gesellschaftsstruktur, die Krankheit zunehmend als normal kultiviert, birgt es auch große Risiken.

Wenn Menschen keine Verantwortung mehr übernehmen können, entwickeln sie Einstellungen wie: Wenn es egal ist, was ich tue, ob ich meine Gesundheit vernachlässige, kategorisch jede Arbeit ablehne, ob ich in meiner Sucht lebe, kriminell werde oder mich nicht um meine Kinder kümmere, und ich unabhängig von allem, immer in irgendeiner Form von der Gemeinschaft aufgefangen werde, dann lebe ich eben so, wie es kommt, und mache mir keine Gedanken darüber.

Sich auf andere Menschen und eine Gemeinschaft verlassen zu können und zu wissen, dass man in gewisser Weise unterstützt wird, wenn man einmal nicht mehr kann, ist großartig. Doch daraus eine Lebenshaltung zu entwickeln oder es auszunutzen, ist für alle Beteiligten von Schaden. Gesundheit bedeutet, Achtung vor sich selbst und anderen zu haben. Ent-

wickelt ein Mensch völlige Gleichgültigkeit oder Rücksichtslosigkeit dem Leben gegenüber, bedeutet dies Krankheit.
Eine Gesellschaftsstruktur, in der wir wieder natürlich gesund sein könnten, ließe uns mit den Vorteilen eines Sozialgefüges zu unser aller Nutzen leben. Das Fördern unserer eigenen Gesundheit ist unsere Möglichkeit, uns für die Gemeinschaft einzusetzen.

96 Mudra zu Krankheit und Sozialgefüge

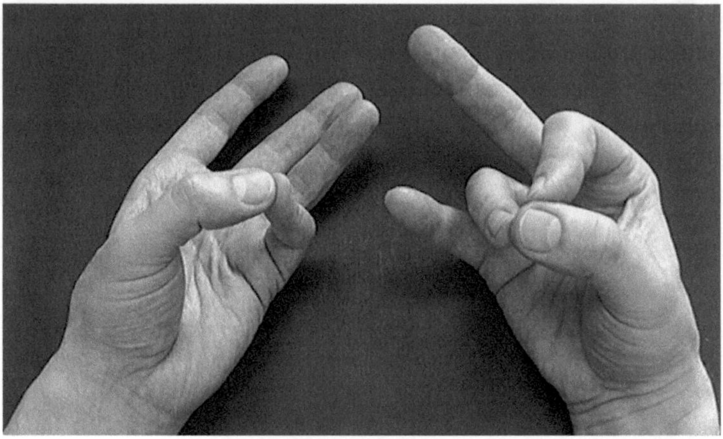

Hände:	beide
Beschreibung:	*rechte Hand:* Daumen, Zeige- und Ringfinger zusammen *linke Hand:* Daumen und Kleinfinger zusammen
Zeit:	2 Minuten, mindestens 6 x täglich, 2 Minuten Mindestabstand
Im akuten Fall:	7 Minuten, mindestens 6 x täglich, 2 Minuten Mindestabstand
Nutzen:	balanciert die Gelenke, die Sehnen und die Wirbelsäule, unterstützt das Holz-Element

Gesundheit hat viele Aspekte

Je gesünder ein Mensch ist, desto weniger braucht er. Seine Atmung ist gut, seine Gedanken sind klar, er kennt seine Ausrichtung und hat somit weniger Bedürfnisse. Ihm stehen Energie und freie Kreativität zur Entwicklung seiner Gesundheit und seiner Persönlichkeit zur Verfügung. Je mehr unsere Energie abnimmt, umso mehr müssen wir konsumieren.

Ein Aspekt unserer Gesundheit bezieht sich auf die Funktionen unseres Körpers. Sind sie in der Balance, kann unser Körper gut funktionieren und sich gesund erhalten.
Eine wichtige Rolle für unsere Gesundheit spielt auch der Umgang mit unseren Emotionen. Durch negative Emotionen wird viel Energie gebunden, die dem Körper dann nicht frei zur Verfügung steht. Lernen wir, unsere Emotionen zu kontrollieren und sie zu wandeln, steht uns eine wertvolle Kraft zur Verfügung.
Unsere geistige Kraft führt uns zum Erkennen immer weiterer Zusammenhänge unserer Gesundheit. Wir können lernen, uns immer besser zu konzentrieren und uns neue Techniken zu ihrer Verfeinerung anzueignen.

Die Stufen der Gesundheit

In der Energielehre werden verschiedene Stufen der Gesundheit unterschieden:
Auf einer der ersten Stufen ist unsere Gesundheit Zufall, sie

hat noch keine Stabilität. Die Lebenskraft ist in uns, wir wissen aber noch nicht, mit ihr umzugehen, wir kennen noch keine Struktur, die uns das Leben und Lernen erleichtert und uns den Mut zur Gesundheit leben lässt. Wir kennen keine Zusammenhänge und leben in dem Bewusstsein, dass Gesundheit nichts weiter als die Abwesenheit von Krankheit ist.

Auf der nächsten Stufe sind wir uns unserer Lebenskraft bewusst und wissen, dass wir sie nutzen können. Wir haben die Funktion von Krankheit verstanden und erfahren immer mehr über die Zusammenhänge, die in unserem Körper bestehen und die es zwischen uns und unserer Umwelt gibt. Wir erkennen, dass Krankheit nicht aus heiterem Himmel zu uns kommt, sondern dass sie sich langsam aufbaut, und wir etwas für unsere Gesundheit tun können. So entstehen Strukturen, in denen wir uns immer besser zurechtfinden. Die Beziehung zu uns selbst verbessert sich.

Auf der folgenden Stufe beginnen wir, unsere Erkenntnisse umzusetzen und etwas in unserem Leben zu verändern. Wir handeln überlegt, können einen höheren Blickpunkt erkennen und lassen uns von ihm leiten. Wir folgen unserer eigenen Disziplin.

Die Treppe der Gesundheit hat weitere Stufen, die wir langsam, eine nach der anderen, für uns selbst anlegen können. Indem wir sie stabil und für uns gut begehbar machen, rutschen wir nicht ab. So können wir weiter voranschreiten und müssen nicht etwas, das wir eigentlich schon wissen, noch einmal – durch Krankheit beispielsweise – erfahren.

97 Mudra zu den Stufen der Gesundheit

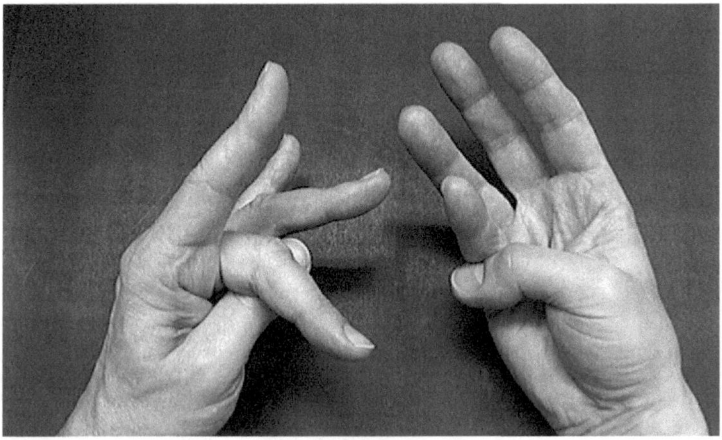

Hände: beide

Beschreibung: *rechte Hand:* Daumennagelfalz zeigefingerseitig an das dritte Kleinfingerglied,
linke Hand: Daumennagel auf zweites Mittelfingergelenk – ringfingerseitig

Zeit: 7 Minuten, mindestens 3 x täglich,
3 Minuten Mindestabstand

Im akuten Fall: 10 Minuten, mindestens 7 x täglich,
5 Minuten Mindestabstand

Nutzen: balanciert das Kiefergelenk,
unterstützt das Feuer-Element als geistiges Feuer,
stärkt die Herzenergie und die Intuition,
hilft bei Wetterfühligkeit und Allergien,
fördert die Herzintegration

Warum es bei gleichen Symptomen unterschiedliche Wege der Heilung gibt

Betrachten wir den Kreis der Fünf Elemente, so können wir feststellen, dass jedes Element mit seinen zugeordneten Organen vier Zyklen besitzt, die es in der Balance halten muss, und über vier Zyklen verfügt, in denen eine Imbalance besteht.

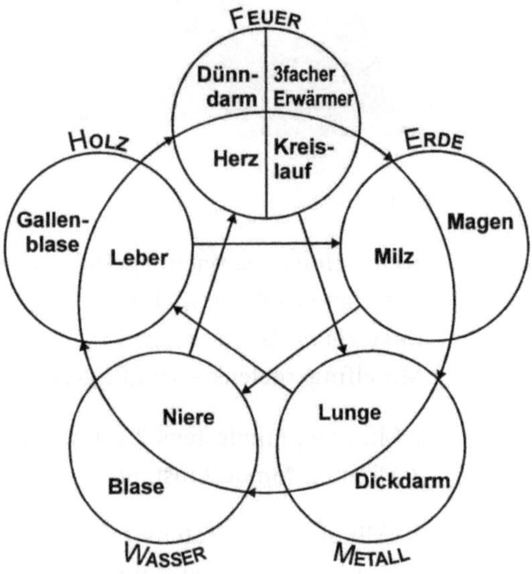

Die vier Zyklen der Balance am Beispiel des Metall-Elements:

1. Die Erde versorgt das Metall.
2. Das Metall versorgt das Wasser.
3. Das Metall kontrolliert das Holz.
4. Das Metall wird vom Feuer kontrolliert.

Die vier Zyklen der Imbalance am Beispiel des Metall-Elements:

1. Das Wasser wendet sich gegen das Metall.
2. Das Metall wendet sich gegen die Erde.
3. Das Holz wendet sich gegen das Metall.
4. Das Metall wendet sich gegen das Feuer.

Tritt nun eine Imbalance auf, die ein Element betrifft, gibt es mindestens acht verschiedene Möglichkeiten der Balance. Die Symptome einer Erkrankung scheinen zwar die gleichen zu sein, doch die individuellen Auslöser der Erkrankung sind sehr unterschiedlich. Denn jeder der Zyklen kommt als Krankheitsauslöser in Frage. So gibt es also für jedes Element acht Möglichkeiten, warum es blockiert sein kann. Jede Ursache wird anders behandelt.

Wenn wir nun noch bedenken, dass in den Organen, die jeweils einem Element zugeordnet sind, unsere Emotionen entstehen, und jeder Mensch seine Emotionen anders lebt, kommen weitere individuelle Balancemöglichkeiten hinzu.

Verantwortung

Um Verantwortung übernehmen zu können, brauchen wir natürlichen Mut, innere Stabilität und unsere klare Geisteskraft. Verantwortung zu verinnerlichen bedeutet, bei uns selbst zu beginnen und unsere eigene Selbsterkenntnis sowie die Stabilität unserer Emotionen und unseres Körpers zu vertiefen.

Wir brauchen im Körper eine Struktur, die uns so stabil macht, dass nicht alles, was geschieht, unser Gesundheits- und Lebensgefüge ständig in Frage stellen kann. Wir müssen dazu kein asketisches Leben führen, sondern können von der Gesundheit ausgehen, die wir gerade haben. Wir beginnen zum Beispiel damit, kontinuierlich an der Stabilisierung unserer Atmung und an der Selbstverantwortlichkeit für unsere Selbstheilung zu arbeiten. Beides ermöglicht es uns, jene Struktur im Körper zu haben, die uns das Leben erleben lässt. Die Struktur fördert uns in der Gesundheit und im Verstehen von uns selbst und von anderen Menschen.

Die Fähigkeit, uns in gegebene Umstände oder andere Menschen hineinzuversetzen, unterstützt uns auch darin, Verantwortung zu tragen.

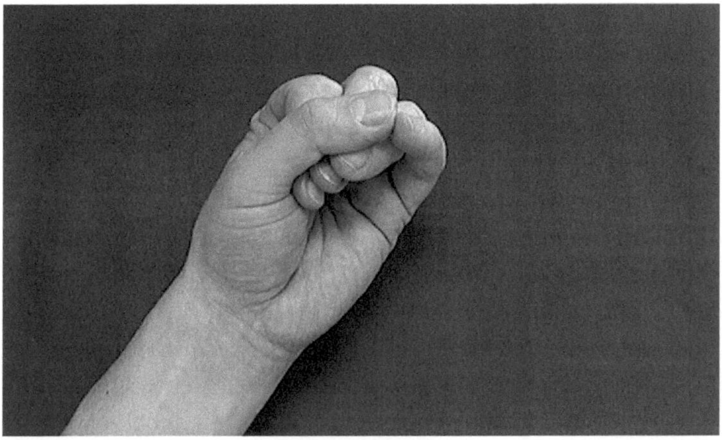

Hände:	rechts oder links
Beschreibung:	Zeigefinger an Daumenballen, Mittelfinger auf Zeigefingernagel, Ringfinger auf Mittelfingernagel, Daumen- und Kleinfingerspitze zusammen
Zeit:	6 Minuten, mindestens 4 x täglich, 7 Minuten Mindestabstand
Im akuten Fall:	13 Minuten, mindestens 6 x täglich, 4 Minuten Mindestabstand
Nutzen:	balanciert Herz- und Gehirnintegration, beugt Allergien vor, stabilisiert die Atmung, unterstützt das Kiefergelenk in seiner Balance

Selbstverantwortung

Gesund zu werden und gesund zu bleiben hat viel mit Selbstverantwortung zu tun. In einer Zeit, in der die Gesellschaft versucht, jede Form von Verantwortung immer wieder abzuschieben, ist es schwer, gesunde Strukturen zu entwickeln. Viele Menschen übernehmen Verantwortung für viele Dinge in ihrem Umfeld – aber nicht für sich selbst.

Sie suchen erst dann einen Arzt auf, wenn sie schon krank sind, und wollen die Verantwortung dann auch am liebsten dem Arzt übergeben. Er soll für die Wiederherstellung der Gesundheit sorgen. Sie selbst haben weder eine Vorstellung davon, wie es zur Krankheit kommen konnte, noch eine Vorstellung davon, wie Gesundheit wieder entstehen kann.

In dem Maße, in dem wir in der Selbstverantwortung wachsen, stabilisieren wir auch unsere Gesundheit.

Kaum jemand sagt: Ich bin selbst schuld, dass ich krank bin, und daher kann ich mich jetzt auch wieder selbst gesund machen. Wird uns bewusst, dass andere uns immer nur raten können, wir selbst es aber sind, die den Weg zur Gesundheit gehen müssen, kann unsere Selbstverantwortung wachsen. Die Begegnung mit dem Leben ängstigt oder schreckt uns dann nicht. Sie kann zu dem werden, was sie ist, nämlich Quelle von Freude, Kreativität und Gedankenreichtum. Dieser Gedankenreichtum, der aus der Normalität des Lebens erwächst, ist es, der die Substanz unseres Lebens fördert.

Für unsere Heilung sind allein wir selbst verantwortlich. Andere können uns nur unterstützen. Wenn wir selbst es nicht wollen, ist das größte Bemühen eines jeden Arztes vergeblich.

Die Mudras in diesem Buch unterstützen die Findung unserer Selbstverantwortung und fördern die Basis unserer Gesundheit. Sie haben nicht nur philosophischen Hintergrund, sondern balancieren auch wichtige Energiesysteme in unserem Körper, die zur klaren Ausrichtung unserer Gedankenkraft führen.
Zu wissen, dass mit den Mudras nicht nur Symptome, Imbalancen und Schmerzen gelindert werden können, sondern dass wir durch sie das eigene Energiepotenzial so anheben, dass es uns auch leichterfällt, umzudenken, ist Voraussetzung für jede Veränderung. Wir finden so den natürlichen Mut im Leben, Dinge auch einmal anders als gewohnt anzupacken. Dadurch betreten wir den Raum einer erweiterten Erfahrung. Diese Erweiterung der Erfahrungswelt öffnet das Denken, die Kreativität und das Finden unserer Balance und lässt Gesundheit natürlich werden.

Selbstverantwortung und Selbstheilung sind untrennbar miteinander verbunden.

11. WEITERE WICHTIGE SYSTEME FÜR DIE BALANCE DES KÖRPERS UND DER EMOTIONEN

Das Kiefergelenk

Das Kiefergelenk ist ein sehr wichtiges System in unserem Körper. Seine Funktion hat vielfachen Einfluss, unter anderem auf unsere Körperhaltung, auf Verdauungsprozesse und auf unser organisches Geschehen. Außerdem steht es in direkter Verbindung mit der Funktion unserer Schädelknochen.
Unser Schädel besteht aus verschiedenen Schädelplatten, die sehr fein gegeneinander beweglich sind. Diese Mikrobewegungen der Schädelplatten setzen sich über unsere Wirbelsäule bis hin zu unserem Becken fort. Auf diese Weise koordinieren sich die Schädel- und die Beckenbewegung. Man nennt dies den craniosacralen Reflex. Ist das Kiefergelenk nicht in der Balance, ist auch dieser Reflex gestört.
Imbalancen des Kiefergelenks können verschiedene Ursachen haben und sich auf sehr unterschiedliche Weise äußern. Die Entwicklung der Kieferorthopädie als eigene Fachrichtung macht deutlich, wie komplex und wichtig die Zusammenhänge und die Balance des Kiefergelenks sind. Zahnfehlstellungen, unterschiedliche Kieferlängen, Knirsch-, Knack- und Krachgeräusche oder auch Gelenkprobleme, Kopfschmerzen, Migräne und Verdauungsbeschwerden bis hin zu emotionaler Unausgeglichenheit sind nur einige der Symptome und Möglichkeiten der Imbalance.

In unserem Körper steht das Metall-Element in Verbindung mit allen Verdauungsvorgängen. Dem Metall-Element sind die Organe Lunge und Dickdarm zugeordnet. Da unsere Verdauung bereits im Mund ihren Anfang nimmt, indem durch das Kauen der Speisen Speichel produziert wird und die darin enthaltenen Enzyme beginnen, die Nahrung aufzuspalten, steht ein gut funktionierendes Kiefergelenk in Verbindung mit einer guten Verdauung. Eine gestörte Funktion des Kiefergelenks kann Störungen im Dickdarm und die Schwächung des Metall-Elements auslösen und damit eine Reihe von Imbalancen zur Folge haben.

99 Mudra zur Balance des Kiefergelenks

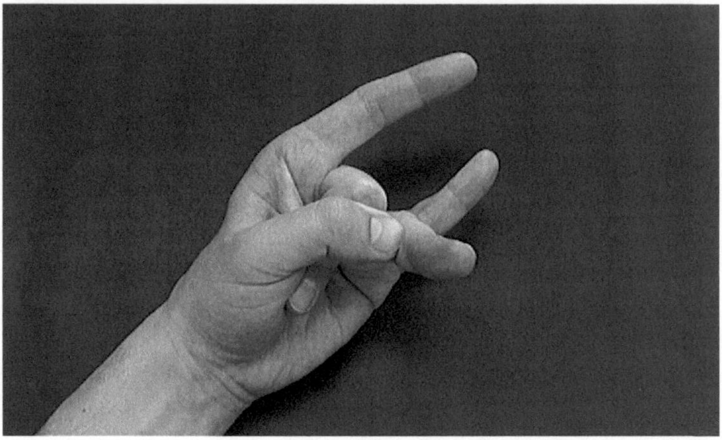

Hände:	rechts oder links
Beschreibung:	Mittelfinger an den Daumenballen, Daumennagelspitze an zweites Ringfingerglied – mittelfingerseitig
Zeit:	5 Minuten, mindestens 5 x täglich, 5 Minuten Mindestabstand
Im akuten Fall:	10 Minuten, mindestens 5 x täglich, 2 Minuten Mindestabstand
Nutzen:	stärkt den craniosacralen Reflex und das Kiefergelenk, fördert das Wasser- und das Holz-Element

Der Cloacal-Reflex

Der Cloacal-Reflex ist von grundlegender Bedeutung für unsere Gesundheit. Eine stabile Gesundheit ist ohne einen gut funktionierenden Cloacal-Reflex schwer zu erreichen. Der Cloacal-Reflex bezieht sich auf die Funktion der urinalen, analen und reproduktiven Organe in unserem Körper. Es gibt acht verschiedene Möglichkeiten seiner Balance. Die Balance des Reflexes stärkt unseren gesamten urogenitalen Bereich und unsere Fortpflanzungsorgane.

Der Cloacal-Reflex hat einen direkten Einfluss auf unsere Atmung, auf unsere Gehirn- und Herzintegration sowie auf unsere Gangkoordination. Von entscheidender Bedeutung ist seine Balance bei Allergien, Süchten und Phobien, bei Legasthenie und anderen Lernstörungen, bei Skoliose (seitliche Verkrümmung der Wirbelsäule) und bei Multiple Sklerose. Probleme mit dem Gleichgewicht, den Gelenken, den Ohren und den Augen können ebenfalls mit einer Schwäche der Cloacal-Reflexe zusammenhängen. Mit der Unterstützung des Cloacal-Reflexes können Behandlungen jeder Art besser »verdaut« werden.

100 Mudra zur Balance des Cloacal-Reflexes

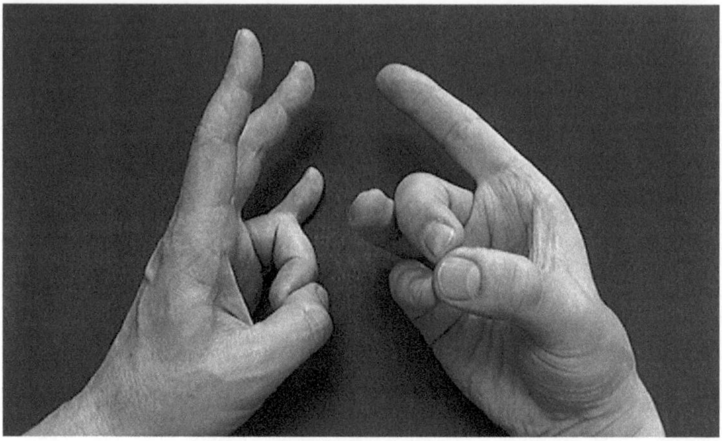

Hände:	rechts und links
Beschreibung:	*rechte Hand:* Daumen, Mittel- und Kleinfinger zusammenlegen *linke Hand*: Daumenglied auf Ringfingernagel
Zeit:	5 Minuten, mindestens 4 x täglich, Mindestabstand 3 Minuten
Im akuten Fall:	9 Minuten, mindestens 10 x täglich, Mindestabstand 5 Minuten
Nutzen:	fördert den Gleichgewichtssinn und den craniosacralen Reflex, stärkt die Konzentrationsfähigkeit und die Verdauung
Geistiger Aspekt:	Freude und Kreativität leben

Klarheit in den Emotionen

Sind wir in der Lage, unsere Emotionen zu kontrollieren, bereichern wir damit in entscheidender Weise unsere Gefühlswelt und unser Leben. Wenn wir Emotionen wirklich kontrollieren können, handeln wir in Klarheit, vermeiden Neigungen und verwickeln uns nicht mit den Emotionen der anderen. Somit nützen Emotionen dem Verstehen unserer Lebenssituation, dem Selbstverständnis und der Balance.

Die Aufgabe besteht darin, in der eigenen Existenz
gegenwärtig zu sein, sich also nicht nur um die
Angelegenheiten anderer zu kümmern.
Dann erst entdecken wir die großartige Bedeutung und
die Dynamik dieser Wirklichkeit, die die unsere ist.
Quelle unbekannt

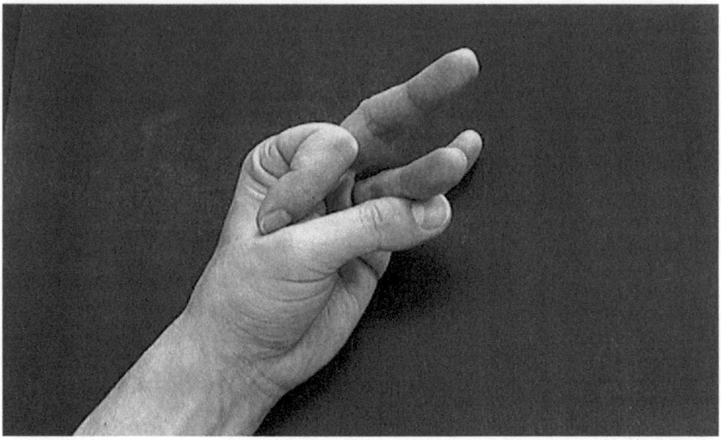

Hände:	links
Beschreibung:	Zeigefinger in die Daumengrube, erstes Daumenglied – zeigefingerseitig – an erstes Ringfingergelenk – kleinfingerseitig
Zeit:	3 Minuten, mindestens 5 x täglich, 2 Minuten Mindestabstand
Im akuten Fall:	10 Minuten, mindestens 12 x täglich, 3 Minuten Mindestabstand
Nutzen:	balanciert das Feuer- und das Wasser-Element, fördert die Beziehungsfähigkeit und die Klarheit im Denken, unterstützt die Wirbelsäule

12. DIE PSYCHOLOGIE DER FÜNF ELEMENTE

Jedes Element hat eine besondere Qualität, die auch in uns Menschen angelegt ist.

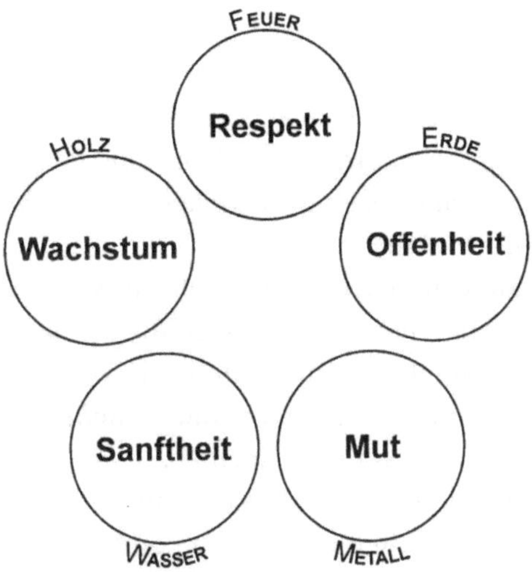

Das Erd-Element

Die Qualität des Erd-Elements ist die Offenheit.

Wir neigen dazu, unsere eigene Offenheit zu überschätzen. Meist ist sie selektiv, was bedeutet, dass wir nur für bestimmte, uns zusagende Dinge wirklich offen sind. Für Dinge, die uns neu oder unangenehm sind, hält sich unsere Offenheit in Grenzen.

Wirkliche Offenheit jedoch unterscheidet nicht, sie besteht in einem natürlichen Maß. Grenzen wir Neues oder uns spontan Unangenehmes aus, verschließen wir uns vor dem Nutzen, den wir daraus gewinnen können.

Um wirkliche Offenheit zu entwickeln braucht es also eine Struktur, das heißt ein gleiches Maß in unserer Offenheit. Indem wir lernen, ein stabiles Maß zu entwickeln, stabilisieren wir unsere dem Erd-Element zugeordneten Organe Magen, Milz und Bauchspeicheldrüse.

Das Metall-Element

Die Qualität des Metall-Elements ist der Mut.

Gemeint ist unser natürlicher Lebensmut. Ist unser Metall-Element in der Balance, sind wir weder kleinmütig noch übermütig oder hochmütig.

Kleinmütig zu sein bedeutet, dass wir zu wenig Vertrauen in unsere Fähigkeiten haben. Wir setzen unsere natürlichen, uns angeborenen Fähigkeiten nur halbherzig oder gar nicht ein. Wir trauen uns nichts zu, wir vertrauen nicht auf uns.

Übermütig sind wir, wenn wir meinen, dass wir alles, was auf uns zukommt, ohne nachzudenken und immer ohne die geringsten Schwierigkeiten bewältigen können. Hochmütig sind wir, wenn wir uns über andere Menschen und deren Meinungen einfach hinwegsetzen, in der festen Überzeugung, dass wir über den anderen stehen.

Haben wir den natürlichen Mut im Vertrauen und im Selbstvertrauen, erweitert sich unser natürlicher Raum des Lebens und Erlebens. Wir entwickeln die richtige Distanz zu den Dingen und zu den Menschen.

Unser Mut stärkt die dem Metall-Element zugehörigen Organe Dickdarm und Lunge und unterstützt damit unser Immunsystem und unsere Atmung.

Das Wasser-Element

Die Qualität des Wasser-Elements ist die Sanftheit.

In der taoistischen Philosophie und Medizin ist die Sanftheit die größte Stärke. Im *Tao Te King* heißt es: »Das Weichste durchdringt das Härteste.«

Das weiche Wasser kann in seiner Unermüdlichkeit gewaltige Berge zum Einsturz bringen. Wenn wir unsere Stärke einsetzen, gibt es immer jemanden, der stärker ist als wir. Will uns ein anderer in der Sanftheit »besiegen«, muss er sanfter sein als wir.

Die dem Wasser-Element zugehörigen Organe sind die Niere und die Blase. Entwickeln wir unsere Sanftheit, stärken wir dadurch unsere wertvolle Blasen- und Nierenenergie.

Das Holz-Element

Die Qualität des Holz-Elements ist das Wachstum.

Wachstum ist natürlich. So natürlich wie sich das Wachstum der Pflanzen in den verschiedenen Jahreszeiten wandelt, so natürlich wächst und wandelt sich auch der Mensch in seinem Äußeren und Inneren – sowohl im Jahreszyklus als auch in den verschiedenen Zyklen seines Lebens.

So ist es unsere Natürlichkeit, in unseren Erkenntnissen, unseren Emotionen, unseren Gefühlen und unserem Bewusstsein zu wachsen und unser Leben zu strukturieren. Unsere Energie und unser Bewusstsein ermöglichen unser Wachstum.

Die dem Holz-Element zugehörigen Organe sind die Gallenblase und die Leber. Die Energie der Gallenblase ist verantwortlich für unsere Entscheidungskraft. Die Leber ist das Organ der Umwandlung und Transformation.

Der ständige Wandel, das sich in der Zeit immerwährend Wandelnde gestaltet unser Leben. Der natürliche Wechsel von

Wachstum, Vergehen und neuem Wachstum beschreibt die Qualität des Holz-Elements.

Das Feuer-Element
Die Qualität des Feuer-Elements ist der Respekt.
Unser Selbstrespekt ist der Schlüssel für das Verstehen unserer tiefen, inneren Wahrheit. Nur wenn wir uns selbst respektieren, können auch andere uns und wir die anderen respektieren. Entwickeln wir für uns selbst keinen Respekt, sind wir – oft ohne es selbst zu merken – ignorant und respektlos.
Dem Feuer-Element zugeordnet sind unsere Organe Herz und Dünndarm.

Die Psychologie der Fünf Elemente im Versorgungszyklus

Der Mut im Metall unterstützt die Sanftheit im Wasser.
Unser natürlicher Mut führt uns zur Sanftheit.

Die Sanftheit im Wasser unterstützt das Wachstum im Holz.
Ein sanftes, natürliches Wesen ermöglicht Wachstum.

Das Wachstum im Holz unterstützt den Respekt im Feuer.
In der Natürlichkeit unseres Wachstums entwickeln wir Respekt für uns selbst und für unsere Umwelt.

Der Respekt im Feuer unterstützt die Struktur der Offenheit im Erd-Element.

Respektvoll zu sein ermöglicht es uns, natürliche Offenheit zu haben.

Die Struktur der Offenheit im Erd-Element unterstützt den Mut im Metall.
Leben wir die Qualität der Offenheit, unterstützt das unseren natürlichen Mut im Leben.

Hier schließt sich der Kreis.

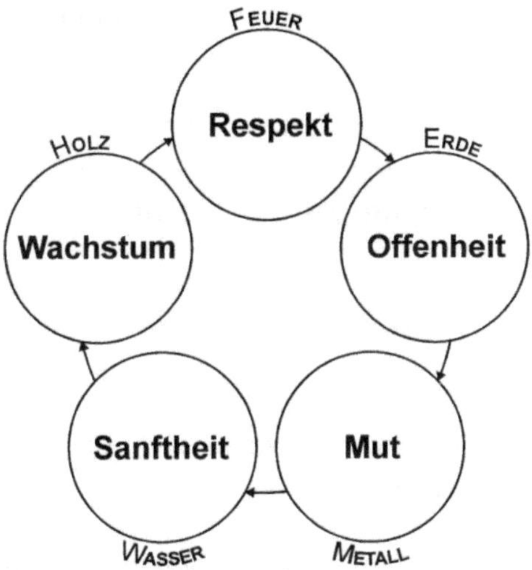

Die Psychologie der Fünf Elemente
im Kontrollzyklus

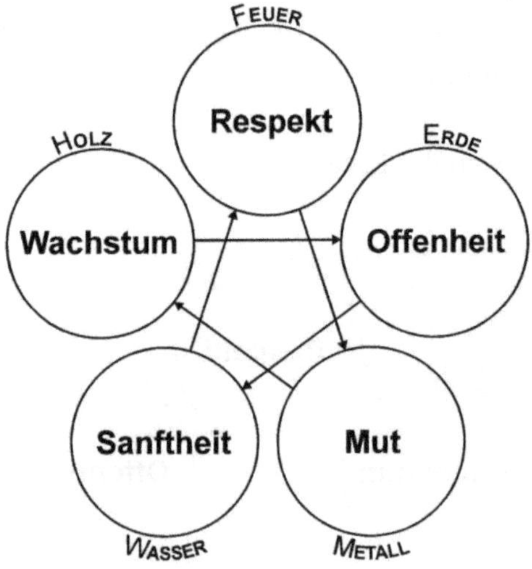

Der Mut im Metall kontrolliert das Wachstum im Holz.
So wie unser Mut wächst, kann sich unser persönliches Wachstum entwickeln.

Das Wachstum im Holz kontrolliert die Struktur der Offenheit im Erd-Element.
Je größer unser Wachstum ist, desto strukturierter wird unsere Offenheit.

Die Offenheit in der Erde kontrolliert die Sanftheit im Wasser.
Je mehr die Struktur der Offenheit gelebt wird, desto sanfter werden wir.

Die Sanftheit im Wasser kontrolliert den Respekt im Feuer. Je sanfter wir werden, desto leichter respektieren wir Dinge und Menschen, auch wenn sie uns nicht gefallen.

Der Respekt im Feuer kontrolliert den Mut im Metall. Der Respekt verhindert, dass das Metall zu übermütig wird.

Hier schließt sich der Kreis.

13. WAS BEWEGT UNSEREN KÖRPER, WENN WIR OHNE BEWUSSTSEIN SIND?

Der Lungen-Meridian

Alle Geschehnisse unseres Lebens stehen im Zusammenhang mit unserer Atmung. Was immer uns auch begegnet, stellt für uns und unseren Körper grundlegend eine Konfrontation dar – wir werden mit etwas konfrontiert. Die Balance des Lungen-Meridians erleichtert und fördert unsere Konfrontationsfähigkeit.

Der Lungen-Meridian ist die physiologisch fördernde Energie für das Organ Lunge. Nach der Einteilung der Fünf Elemente sind die Lunge und der Dickdarm dem Metall-Element zugeordnet. Energetisch stehen sie in direkter Verbindung miteinander. Die Atmung spielt eine wichtige Rolle bei allen Verdauungsprozessen. Der Lungen-Meridian stellt sicher, dass uns bei allem, was uns widerfährt und was uns beschäftigt, die Luft nicht ausgeht – sei es bei der Verarbeitung unserer Emotionen oder bei der Verdauung unserer Nahrung.

Die Wichtigkeit der Atmung und ihrer guten Funktion ist auch anhand der besonderen Stellung, die der Lungen-Meridian innerhalb der Basissysteme unserer Selbstheilungskräfte einnimmt, zu erkennen.

102 Mudra zur Balance des Lungen-Meridians

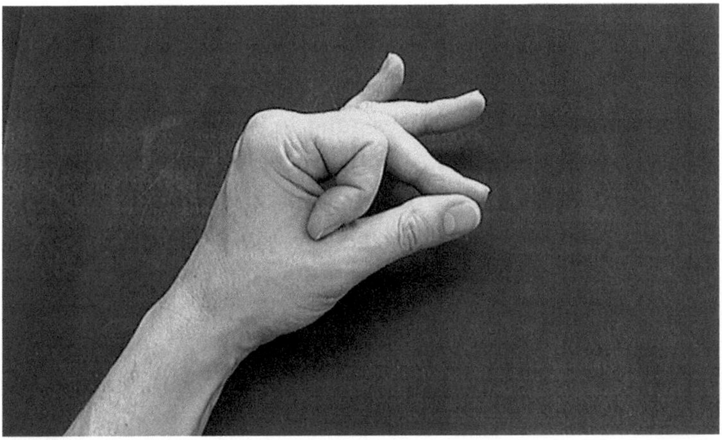

Hände:	links
Beschreibung:	Daumen und Mittelfinger zusammen, Zeigefinger in Daumengrube
Zeit:	4 Minuten, mindestens 4 x täglich, 1 Minute Mindestabstand
Im akuten Fall:	4 Minuten, mindestens 10 x täglich, 1 Minute Mindestabstand
Nutzen:	fördert die Regenerationsfähigkeit und die Herzintegration, baut Essenssüchte ab, unterstützt die Atmung und die Ionisation
Geistiger Aspekt:	leben – ich flüchte nicht in eine Krankheit

Der autonome Bewegungsreflex

Der Mensch ist im Besitz eines angeborenen autonomen Bewegungsreflexes, der größtenteils über die Atmung gesteuert wird. Die Voraussetzung jeder Bewegung in unserem Körper ist die Atmung. Bewegung und Atmung sind untrennbar miteinander verbunden. Bewegung ist Leben, Stillstand bedeutet den Tod. Der Bewegungsreflex funktioniert autonom. Auch im Schlaf regelt er alle wichtigen Organfunktionen. Unser Herzschlag, unser Blutkreislauf, die Atmung und die Verdauung werden von ihm unterstützt. Doch auch der Schlaf braucht Energie: Im Schlaf übernimmt unser autonomer Bewegungsreflex die Bewegung unseres Körpers. Diese Bewegung geschieht ohne unsere »Störung«, das heißt ohne all die Einflüsse, die wir in unserem Wachbewusstsein erleben, und ermöglicht so eine besondere Form der Regeneration. Durch die Bewegung balancieren sich unser Meridian- und Nervensystem und unsere Organsysteme. Der autonome Bewegungsreflex braucht hierfür Energie. Legen wir uns völlig erschöpft und mit wenig Energie schlafen, muss er versuchen, seine Funktion mit der verbleibenden Restenergie zu erfüllen. Wenn wir morgens aufwachen und müde und erschlagen sind, stand dem Körper nachts nicht ausreichend Energie zur Verfügung, um sich so zu bewegen, dass er sich regenerieren konnte.

Die Aktivierung des natürlichen Bewegungsreflexes unseres Körpers verbessert die Versorgung unseres gesamten Organismus mit all seinen Organfunktionen. Je weniger wir uns bewegen, desto träger wird der Körper in seinen Funktionen. Durch ausreichend körperliche Bewegung und die Stärkung unserer Energien aktivieren wir unseren Körper und seine natürlichen Reflexe.

103 Mudra zur Balance des autonomen Bewegungsreflexes

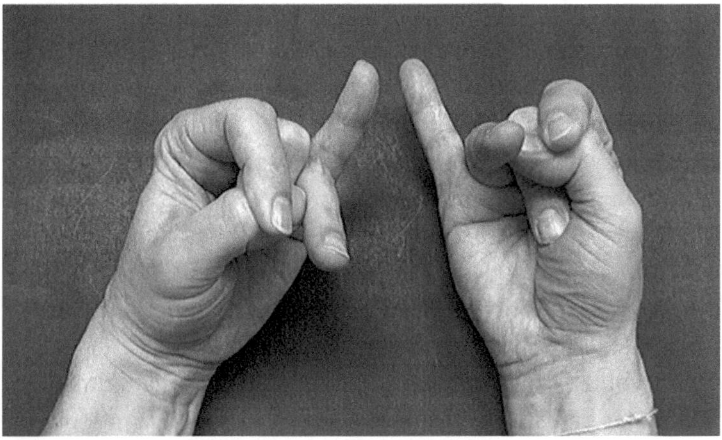

Hände:	rechts oder links oder beide
Beschreibung:	Mittelfinger an Daumenballen, Daumennagelspitze an zweites Ringfingerglied – mittelfingerseitig, Zeigefingerbeere vor erstes Daumengelenk
Zeit:	5 Minuten, mindestens 3 x täglich, 4 Minuten Mindestabstand
Im akuten Fall:	13 Minuten, mindestens 5 x täglich, 3 Minuten Mindestabstand
Nutzen:	unterstützt den autonomen Bewegungsreflex und das Immunsystem, hilft bei Migräne, balanciert die Sehnen, fördert die Gehirn- und Herzintegration, stärkt das Wasser-Element

Der autonome Selbstheilungsreflex

Unser autonomer Selbstheilungsreflex - unsere vorhandene Kraft zur Selbstheilung - wird in großem Maße von unserem autonomen Bewegungsreflex genährt. Die Selbstheilungsreflexe unseres Körpers sind so fein, dass sie in jeder einzelnen Zelle wirken können.
Die Kraft zur Selbstheilung reicht weit in das Zellgedächtnis des Körpers hinein. Unser Körper verfügt damit über das Wissen, wo und in welcher Weise gestörte Funktionen und Strukturen wiederherzustellen sind.
Wenn wir uns beispielsweise eine Fingerkuppe abschneiden, tritt unser Selbstheilungssystem sofort in Kraft. Durch die im Blut enthaltenen Substanzen wird zunächst ein Wundverschluss erreicht. Die weitere Heilung besteht darin, dass an genau dieser Stelle neue Fingerkuppenzellen gebildet werden. Besäße unser Körper das Wissen und die Erinnerung daran, was genau an dieser Stelle benötigt wird, nicht, würden uns dort vielleicht Haare wachsen oder sich Leberzellen bilden.

Über den autonomen Selbstheilungsreflex ist unser Körper unablässig darum bemüht, Imbalancen auszugleichen, um uns gesund am Leben zu erhalten. Diese Kraft und diese Intelligenz verdienen unsere Anerkennung und Unterstützung. So sollte es unser wichtigstes Ziel sein, uns um die Stärkung unseres Körpers zu kümmern.
Die Nahrung für den autonomen Bewegungsreflex und für den autonomen Selbstheilungsreflex ist Bewegung. Durch die richtige Bewegung fördern wir den Bewegungsreflex des Körpers und unterstützen auf diese Weise sein Bestreben zur Selbstheilung.

104 Mudra zur Balance des autonomen Selbstheilungsreflexes

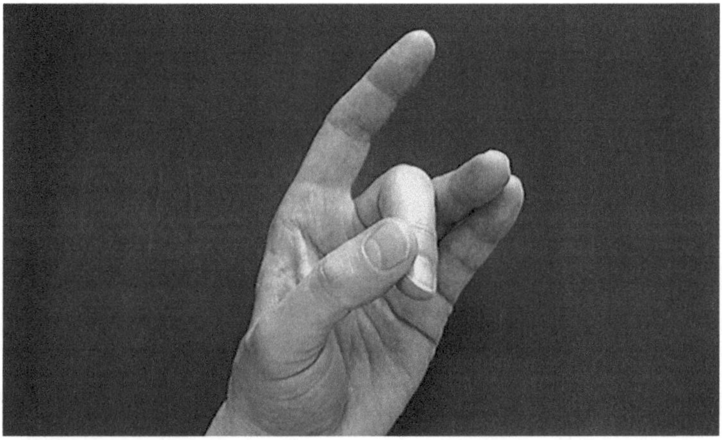

Hände:	links
Beschreibung:	Daumenbeere auf erstes Mittelfingerglied – zeigefingerseitig
Zeit:	5 Minuten, mindestens 7 x täglich, 2 Minuten Mindestabstand
Nutzen:	unterstützt den autonomen Selbstheilungsreflex und das Kiefergelenk, balanciert das Immunsystem und das Metall-Element
Kombination:	eine wirksame Kombination ergibt sich mit Mudra 52 »Schmerzende Krampfadern« aus dem ersten Mudraband *Gesundheit in unseren Händen*
Erweiterter Nutzen:	unterstützt die Gelenke und die Verdauung, fördert die Kraft in den Zähnen
Geistiger Aspekt:	wer Kraft hat, kann auch nachgeben

14. KOMMUNIKATION

Das Wort Kommunikation ist in unserer heutigen Zeit regelrecht zum Modewort geworden. Im sogenannten Zeitalter der globalen Kommunikation sind wir jedoch dabei, die eigentliche Bedeutung dieses Wortes zu vergessen. Vielmehr beschäftigen wir uns zunehmend nur mit einer Form von Kommunikation – und zwar ausgerechnet mit ihrem kleineren Teil. Kommunikation im ursprünglichen Sinn bezieht sich nicht nur auf die Verständigung durch Zeichen und Sprache. Der größte Anteil unserer Fähigkeit zu kommunizieren – und damit die wahre Kommunikation – findet etwa zu 80 Prozent nonverbal durch unsere Körperenergie statt. Nur etwa 20 Prozent entfallen auf das gesprochene Wort. Die wahre und klare Kommunikation, die alle Sprachbarrieren überwindet, findet nonverbal statt.

Kommunikation beginnt mit der Geburt. Die erste Form der Kommunikation bedeutet, in Kontakt mit der Atemluft zu kommen. Über den Sauerstoff in der Atemluft werden Verbrennungsvorgänge aktiviert, die für einen neugeborenen Menschen sehr ungewohnt und unbequem sind. Im Bauch der Mutter war das Neugeborene von Ruhe und warmer Flüssigkeit umgeben und praktizierte die Embryonal-Atmung. Es hat in sich geatmet, ohne mit der Atemluft im Äußeren kommunizieren zu müssen.
Mit jedem Atemzug erhält es jetzt eine Reihe von Informationen. Unser Empfinden darüber ist später so unbewusst, dass wir uns nur noch in besonderen Fällen erinnern können, zum Beispiel wenn wir etwas riechen.

Bei der Geburt kommen dann noch weitere Reize wie Kälte, ein großer Raum, Licht, Geräusche und vieles mehr hinzu. Sobald wir also in dieses Leben hineingeboren werden, müssen wir kommunizieren. Wir sind mehr oder weniger zur Kommunikation gezwungen und werden oft ohne wirkliche Wahrnehmung und mit wenig Geleit vom Mutterleib auf unsere Erde und in die Struktur unserer Erde gebracht. Nach der Geburt gibt es so selten einen Moment wirklicher Ruhe, in dem ein erstes Empfinden von eigener Wahrnehmung möglich ist. Und das ist tatsächlich etwas, an dem es vielen Menschen ein Leben lang und zunehmend mangelt. Wir kommunizieren nicht aus einer Wahrnehmung.

Haben wir um uns herum alles wahrgenommen, den Raum, die Menschen?
Haben wir genau gehört, was gesagt wurde?
Haben wir das Gehörte erfühlt?
Haben wir es mit unserer eigenen Erfahrung verglichen?
Sind wir sicher, dass die Worte den Inhalt getroffen haben?
Denn die Sprache an sich ist ja nur ein Teil, mit ihr verbunden sind Gesten, Emotionen und Empfindungen, und wir nehmen alles zusammen auf.

Oft kommunizieren wir, indem wir sofort auf Gehörtes reagieren. Wir lassen uns keine Zeit der Wahrnehmung, des Innehaltens und der Ruhe.

Doch bleiben wir bei unserem Säugling: Der Säugling bekommt sehr schnell mit, wie er seine Kommunikationsfähigkeit einsetzen muss – Gesten, Bewegungen des Körpers, verschiedene Töne des Schreiens –, um das zu bekommen, was er gerade wirklich will. Er beginnt auszuprobieren. Er ist wach,

aufnahmefähig und kann sehr viel kombinieren, wie viel wird häufig unterschätzt.
Was ihm jedoch zu Beginn noch fehlt, sind die Erfahrung der geübten körperlichen Ausdrucksmöglichkeit sowie die Sprache. So ist es für ihn von großer Wichtigkeit, vorerst seinen Körper kennenzulernen und wahrzunehmen. Auch hierbei mangelt es ihm häufig wieder an Geleit.
Hätten wir gelernt, aus Wahrnehmung zu kommunizieren, würden wir klarer und wahrer kommunizieren. Da aber die Wahrnehmung in unserer Gesellschaft nicht geschult wird, ist unsere Kommunikation fast ausschließlich eine unmittelbare Reaktion auf das, was wir gerade vorfinden. Damit werden nur immer mehr Worte gesprochen, und das gegenseitige, wirkliche Verstehen vertieft sich nicht.

Kommunikationsfähigkeit

Kommunikationsfähigkeit vermittelt sich über unser gesamtes Wesen. Auch unsere Tagesform ist an ihr abzulesen. Wir kommunizieren verbal und nonverbal durch unsere Sprache und über Gesten, Laute und andere Wahrnehmungen. Kommunikationsfähigkeit zu haben bedeutet, dass wir unsere Energie in der Balance haben und in der Kommunikation andere Menschen und unsere Umwelt berücksichtigen können. Die Aussage: »mir passen die Umstände nicht, deswegen sage ich nichts«, ist zum Beispiel eine sehr eingeengte Form von Kommunikationsfähigkeit.
Wenn wir eine gute Kommunikationsfähigkeit besitzen und von jemandem aufgefordert werden, auch einmal etwas zu

sagen, dann haben wir wahrscheinlich schweigend an der Kommunikation teilgenommen, sind aber nicht verstummt. Das zeigt, dass wir durchaus in der Lage sind, jederzeit etwas zu sagen.
Sind wir uns über die Bedeutung von Kommunikationsfähigkeit bewusst, wissen wir, dass wir kommunizieren müssen und anderen sagen müssen, was wir uns vorstellen. Denn niemand kann automatisch und immer nur wortlos erraten, was in uns vorgeht. Zu kommunizieren bedeutet somit, am Leben teilzunehmen.
Zur Kommunikationsfähigkeit gehört auch, dass wir im Gespräch mit anderen auch einmal fragen: »Können wir denn jetzt überhaupt reden? Ist das jetzt möglich, können wir über diese Sache sprechen? Du hast mich angerufen, du hast ein Anliegen.« Wir können nicht einfach – ohne den anderen in seiner Situation zu beachten – unbedacht ausrufen: »Mensch, gut, dass du anrufst, ich wollte dir sowieso etwas erzählen.«

Das Thema Kommunikationsfähigkeit umfasst auch die Klarheit unserer Kommunikation – Inhalt, Art und Umgang.

Worüber unterhalten wir uns mit anderen Menschen?
Oft diskutieren wir über Dinge und Zusammenhänge, die wir vom Hörensagen übernommen haben, ohne sie selbst hinterfragt zu haben.
Auf welche Art kommunizieren wir?
Mahatma Gandhi sagte: »Neigung zur Übertreibung, zu wissentlicher oder unwissentlicher Unterdrückung oder Verdrehung der Wahrheit, ist eine natürliche Schwäche des Menschen. Es bedarf des Schweigens, um sie zu überwinden. Ein Mensch weniger Worte wird selten in seinen Reden gedankenlos sein, er kann jedes Wort abwägen.«

Welche Worte wählen wir?
Unsere Kommunikation ist oft auf einzelne Begriffe reduziert, die wir nicht mehr in ihrer ursprünglichen Bedeutung verwenden oder deren Bedeutung wir gar nicht kennen. Wenn wir zum Beispiel etwas als »cool« oder »scharf« bezeichnen, machen wir damit keine Temperaturangabe oder beschreiben den Geschmack einer Gewürzmischung, sondern übertragen diese Worte auf völlig andere Bereiche. Und mit dem Wort »Chauvi« bezeichnen wir einen Mann, der seine Frau nicht gut behandelt, ohne zu wissen, dass sich dieses Wort von Chauvinist ableitet und ursprünglich übertriebene Vaterlandsliebe meint.

Unsere Sprache und unsere Kommunikation angemessen und klar werden zu lassen lässt uns unsere Gedanken sammeln und fördert gleichzeitig unsere Konzentration und unsere innere Klarheit. Kommunikationsfähigkeit und Lebensausdruck sind untrennbar miteinander verbunden.

105 Mudra zur Kommunikationsfähigkeit

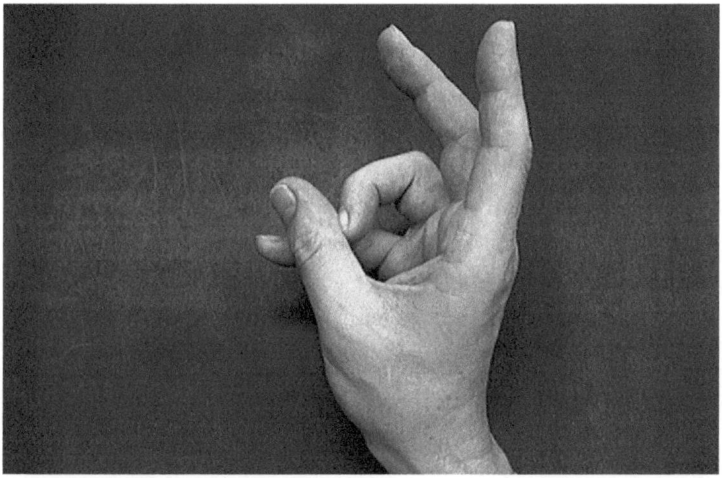

Hände:	rechts oder links
Beschreibung:	Ringfingerspitze an erstes Daumengelenk innen, das erste Daumenglied seitlich an erstes Kleinfingerglied – ringfingerseitig
Zeit:	5 Minuten, mindestens 4 x täglich, 3 Minuten Mindestabstand
Im akuten Fall:	9 Minuten, mindestens 7 x täglich, 1 Minute Mindestabstand
Nutzen:	balanciert das Immunsystem, die Atmung, das Wasser-Element, unsere Intuition und die Rückenmarksflüssigkeit, unterstützt bei Süchten und Phobien

Kommunikation und Sprache

Wenn wir verbal kommunizieren wollen, ist es wichtig, klar strukturiert zu sein und Energie zu haben. Durch Sprache kommunizieren bedeutet, klare Gedanken zu haben, zu wissen, was man sagen will und es dem Gesprächspartner kurz und neutral mitzuteilen – immer mit der Voraussetzung, dass wir unseren Gesprächspartner wahrnehmen und nicht verletzen.

Wahrnehmung und Geduld sind zwei unverzichtbare Merkmale einer guten verbalen Kommunikation. Wenn wir darauf achten, können wir feststellen, wie oft sich Menschen gegenseitig ins Wort fallen, weil unmittelbar auf ein Reizwort reagiert werden muss, oder einer der Gesprächspartner in seiner Hastigkeit glaubt, den anderen schon verstanden zu haben, bevor der seinen Satz zu Ende gesprochen hat. So kommt es zu unnötigen Verwirrungen und respektlosen Begegnungen.

Unsere Sprache ist abhängig von unseren Emotionen, von unserer Ernährung, unserer Konzentration und vielem mehr.

Jedes Land, jedes Volk und jede Sprache haben ihre eigenen Strukturen. Die Sicht auf die Dinge und die Emotionen unterscheiden sich. So müssen wir, wenn wir uns in einer fremden Sprache verständlich machen wollen, oft anders kommunizieren, als wir es in unserer Muttersprache und im eigenen Land tun würden. Durch die anderen Zusammenhänge, Emotionen und Bilder, die es in den verschiedenen Gesellschaften gibt, bekommen Worte einen unterschiedlichen Sinn. Durch unsere Worte kann so beim anderen ein Bild entstehen, das unterschiedlich zu unserem ist. Der emotionale Bezug zu den Bildern ist jedoch häufig ähnlich. So gelangen wir durch die vorsichtige Annährung auf dieser Ebene zu einer Form des Verstehens.

Im Ausland müssen wir uns also zunächst einmal durch Bescheidenheit, Zurücktreten, Freundlichkeit, Lächeln und mit klaren Fragen und ebensolchen Antworten einbringen.

Viele westliche Touristen, die beispielsweise nach Asien reisen, werfen den Menschen dort das Lächeln als Heuchelei vor. Die Wahrheit ist, dass man in Asien versucht, durch Lächeln dem anderen keine Möglichkeit zu einem emotionalen Angriff zu geben. Mit Defensive, Freundlichkeit und Offenheit bekommt der Fremde vorerst die Gelegenheit, zu äußern, was er will. So bekommt die verbale Kommunikation eine liebevolle Neutralität, die bei uns oft schon verlorengegangen ist.

Vielleicht ist es hilfreich, wenn wir uns zwischendurch immer wieder an die andere Weise erinnern, die wir automatisch entwickeln, wenn wir gezwungen sind, nur das Wesentliche zu sprechen, und eben wie im Ausland eine ganz andere Wachsamkeit brauchen, um die Empfindungswelt des anderen zu erahnen.

106 Mudra zu Kommunikation und Sprache

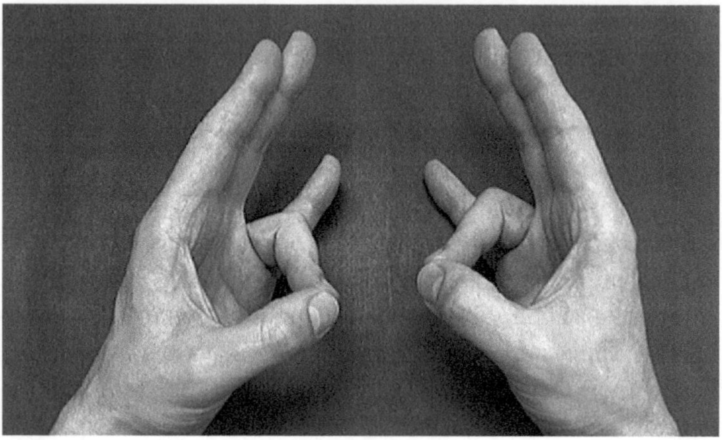

Hände:	beide
Beschreibung:	Daumen und Ringfinger zusammen
Zeit:	12 Minuten, mindestens 5 x täglich, 7 Minuten Mindestabstand
Im akuten Fall:	23 Minuten, mindestens 7 x täglich, 3 Minuten Mindestabstand
Nutzen:	balanciert Herz- und Gehirnintegration, fördert die Rückenmarksflüssigkeit und die Konzentration, stärkt das Immunsystem
Geistiger Aspekt:	ich bin präsent
Hinweis:	kann während Vorträgen konstant gehalten werden, vom Vortragenden ebenso wie vom Zuhörer

Nonverbale Kommunikation

Der größte Teil unserer Kommunikation ist nonverbal. Die nonverbale Kommunikation kennt generell drei Arten: Die eine ist, dass wir unsere Rede mit Gesten oder nonverbalem Verhalten unterstützen, die zweite, dass wir gar nicht reden, sondern uns nur nonverbal verhalten, und die dritte Art meint die von uns nicht kontrollierte, nonverbale Kommunikation.

Oft sagen Menschen etwas, und manchmal fällt uns – wie es so schön heißt – daraufhin das Gesicht herunter. Wenn der andere dies bemerkt, fragt er uns vielleicht: »Was ist denn los mit dir, habe ich etwas Falsches gesagt?« Unsere Antwort lautet dann meistens: »Gar nichts, alles in Ordnung.«

Auch hier gilt wie bei der verbalen Kommunikation, dass wir so strukturiert sind, dass wir auch in unserer Nonverbalität klar sind.

Dass wir unsere nonverbale Kommunikation nicht kontrollieren und somit immer auf das, was gerade an uns herangetragen wurde, ein Feedback geben, wird in unserer Gesellschaft buchstäblich erwartet. Wenn jemand still und ruhig mit einer neutralen Haltung und einem neutralen Gesicht dasitzt, wird das als emotionslos oder gefühllos verurteilt. Wenn wir beginnen, uns über unsere eigene Kommunikation Gedanken zu machen, beeinflusst uns diese Verurteilung.

Gelassen zu sein – ruhig und gemäßigt in unseren Emotionen – dient unserer eigenen Gesundheit. Doch wir wissen, dass dies in unserer Gesellschaft eben oft negativ bewertet wird. Wir sollten uns davon nicht beeindrucken lassen und uns darauf besinnen, dass viele Menschen es überhaupt nicht wahrnehmen, wenn sich jemand in seiner Kommunikation strukturiert. Es geht um uns, um unsere Stabilität und um unser Selbstbewusstsein.

Die Kommunikation mit uns selbst ist, abgesehen von laut geführten Selbstgesprächen, nonverbal. In nonverbaler Kommunikation sind wir mit unserer Umwelt und mit uns selbst verbunden. Nonverbal kommunizieren wir über unsere Wahrnehmung und unser Empfinden. Wir kommunizieren mit der Kraft unseres Herzen sowie mit den Energien unserer Organe und unseres gesamten Körpers. Die Balance des Wasser-Elements, als Sitz unserer größten Schöpferkraft, und unsere Gehirn- und Herzintegration sind dabei von großer Wichtigkeit.

107 Mudra zur nonverbalen Kommunikation

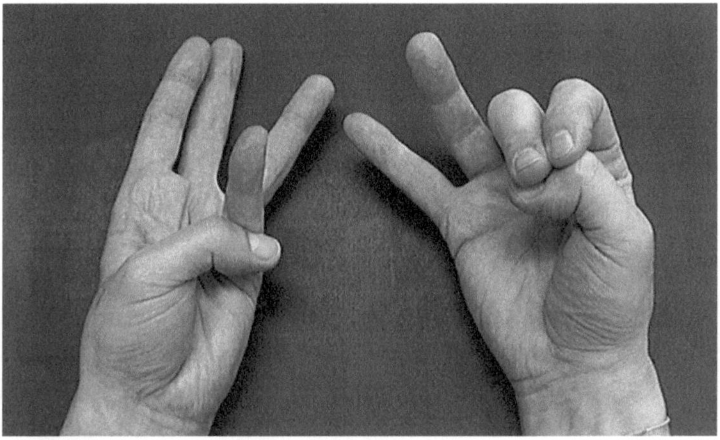

Hände:	beide
Beschreibung:	*rechte Hand:* Zeige- und Mittelfinger auf erstes Daumenglied – außen *linke Hand:* Daumennagelfalz – zeigefingerseitig – an das dritte Kleinfingerglied
Zeit:	7 Minuten, mindestens 3 x täglich, 7 Minuten Mindestabstand
Im akuten Fall:	10 Minuten, mindestens 5 x täglich, 4 Minuten Mindestabstand
Nutzen:	balanciert das Kiefergelenk und die Wahrnehmung der Ohren, stärkt die Kreativität im Wasser-Element und die Rückenmarksflüssigkeit
Geistiger Aspekt:	hinhören

Kommunikation und Mitgefühl

Worte können eine vernichtende Wirkung haben. Sie können sehr geschickt gewählt werden und durch fähige Verhandlung aus schwieriger Lage befreien oder sogar trotz bestehender Schuld – beispielsweise vor Gericht – vor einer Verurteilung bewahren. All das ist uns bekannt.
So ist es bei der Betrachtung von Kommunikation und Mitgefühl wichtig, darauf zu achten, welche Wirkung von unseren Worten ausgeht. Wir müssen vorsichtig sein, dass wir eine Rede oder Dinge so kommunizieren, dass die anderen diese neutral aufnehmen können und sich ihre eigenen Gedanken machen können. Es ist vonnöten, dass wir unsere Worte klar und nicht stark emotional aussprechen und anderen, wenn sie sicher sein wollen, ob sie uns richtig verstanden haben, und vielleicht fragen »Ah, das und das hast du gemeint?«, dann nicht schroff entgegentreten und sagen: »Völlig falsch, das ist ganz anders.« Kommunikation heißt, dass man etwas miteinander bewegt und bewegen sollte – und zwar so lange, bis jeder versteht, was der andere meint. Mitgefühl und Aufrichtigkeit in der Kommunikation sind unerlässlich, wenn wir klar verstanden werden wollen.

Klare Kommunikation mit uns selbst

Eine klare Kommunikation mit uns selbst ist Voraussetzung für eine klare Kommunikation mit anderen. Wir können in unserem Umfeld nichts klären, wenn uns die Basis der eigenen Kommunikation fehlt. Der erste Schritt zu dieser Basis ist die Distanz zu uns selbst. Diese Distanz können wir entwickeln, wenn wir lernen, uns bei allem, was wir tun und denken, immer wieder selbst zu hinterfragen: Warum empfinde ich das eine als gut und das andere als schlecht?

Die Erkenntnisse, die wir in uns gewonnen haben, können wir dann in der Kommunikation nach außen umsetzen. Mit den Erfahrungen, die wir dann im Äußeren gewinnen, gehen wir wieder nach innen und hinterfragen es erneut. So ebnen wir der Kommunikation mit uns selbst einen Weg und machen sie immer selbstverständlicher und klarer.
Wem die Klarheit in der Kommunikation zu sich selbst fehlt, kann trotz größter Aufrichtigkeit im Gespräch mit anderen nicht wirklich sicher und klar auftreten. Seine Rede wird sofort bewertet und beurteilt. Sollte sie gar neue Aspekte enthalten, versucht jeder Gesprächspartner, ihm diese neuen Ideen auszureden.

Wir sagen oft »ja« und meinen »nein« oder »vielleicht«. Oftmals trauen wir uns schon gar nicht mehr, deutlich »nein« zu sagen. Manchmal bringen wir ein zögerndes »Nein« über die Lippen, wobei uns die Entschuldigung dafür gleichzeitig ins Gesicht geschrieben steht. Wir fürchten um die Gunst der anderen. Dann aber im stillen Kämmerlein könnten wir vor Wut an die Decke gehen, dass wir wieder »ja« gesagt haben, obwohl in uns alles nach einem »Nein« geschrien hat.

Stehen wir in klarer Kommunikation mit uns selbst, wachsen unsere Sicherheit und unsere Klarheit in allen Bereichen unseres Lebens.

108 Mudra zur klaren Kommunikation mit uns selbst

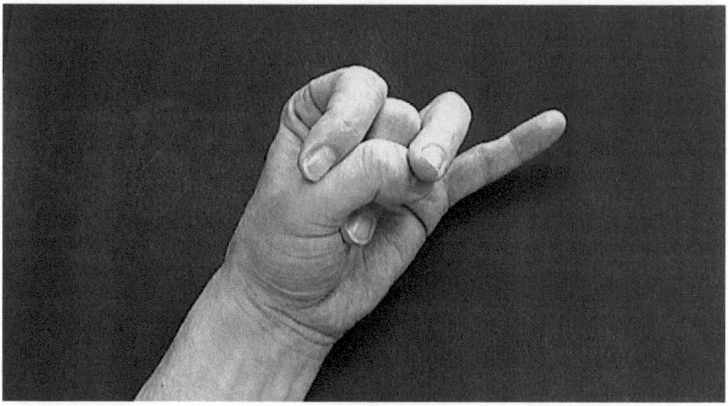

Hände:	rechts oder links oder beide
Beschreibung:	Zeigefingernagelfalz – mittelfingerseitig – an zweites Daumengelenk – zeigefingerseitig, Mittelfingerspitze in die Daumengrube, Ringfingerbeere auf den Daumennagel
Zeit:	3 Minuten, mindestens 4 x täglich, 6 Minuten Mindestabstand
Im akuten Fall:	7 Minuten, mindestens 7 x täglich, 2 Minuten Mindestabstand
Nutzen:	balanciert die Lebenskraft, die Organe und die Meridiane, fördert die Herzenergie, das Wasser- und das Erd-Element, fördert die geistige Verdauung
Geistiger Aspekt:	Klarheit im Körper, Klarheit im Denken

Betrachtungen zur Kommunikation

Unser gesamtes Leben auf der Erde ist von unserer Geburt bis zu unserem Tod essenziell von Kommunikation bestimmt. Kommunikation und Leben sind untrennbar miteinander verbunden.

Unsere Kommunikation wandelt sich im Zyklus und im Lauf unserer Alterszyklen immer wieder, dennoch gibt es so etwas wie eine Basis der Kommunikation. Diese Grundkommunikation beschreibt, wie wir in unserem Bewusstsein, in unserem geistigen Konstrukt, dem Leben entgegentreten. So wie wir dies tun, so verstehen wir die Welt und kommunizieren.

Wenn wir als Basis der Kommunikation Mitgefühl und Verstehen für uns und für andere haben, dann ist es möglich, klar zu kommunizieren und auch unterschiedliche Dinge, wie solche, die nicht so leicht zu kommunizieren sind oder die wir schon lange aufschieben, zu beachten. Es ist interessant, dass fast jeder von uns ein Thema hat, das er unbedingt klar kommunizieren müsste, damit sich sein Leben ändern und verbessern kann. Und dennoch hält uns etwas davon ab, es zu tun.

Die Frage ist: Was hält uns davon ab? Eine mögliche Antwort wäre: Wir kommunizieren nicht so klar mit uns selbst, wie wir sollten. Somit ist unsere Klarheit nur eine halbherzige Klarheit. In dieser halbherzigen Klarheit gelingt uns die Kommunikation mit den für unser Leben essenziellen Dingen nicht. Kommunikation ist Leben, und Leben ist Kommunikation.

15. BEWUSSTSEIN

Wie entsteht unser Bewusstsein? Wir werden in eine Welt hineingeboren, mit der wir zu kommunizieren lernen. Wir erleben ganz unterschiedliche Geschehnisse in individueller Weise und beginnen, mit all diesen Eindrücken und Erfahrungen unsere eigenen Gedanken zu entwickeln. Auf diese Weise verläuft die Entstehung des menschlichen Bewusstseins bei allen Menschen gleich. Doch welche Erlebnisse zu welchen Erfahrungen führen, und wie ein Mensch damit umgeht, ist bei jedem Menschen anders.
Wenn wir in Bezug auf das menschliche Bewusstsein also von »unser« sprechen, ist es wichtig, dass wir uns selbst nicht verwirren und von einem gleichen Bewusstsein aller Menschen ausgehen. Vielmehr müssen wir klar erkennen, dass es das nicht gibt und dass das Bewusstsein, das sich in uns entwickelt hat, ein individuelles, einzigartiges Bewusstsein ist. Jeder Mensch hat sein Bewusstsein und empfindet anders.
Diese klare Unterscheidung ist für unsere Selbsterkenntnis, für das Verstehen unserer Mitmenschen und für unsere Kommunikation von großer Bedeutung.

Verschiedene Menschen, die unter ähnlichen Gegebenheiten aufgewachsen sind, haben zwar ein ähnliches Bewusstseinsgefüge, und daher ist es möglich, mit ihnen klarer zu kommunizieren, doch Unterschiede gibt es immer. Die Vergegenwärtigung dieser Unterschiedlichkeit unterstützt uns darin, keine falschen Vergleiche zu ziehen und sowohl mit anderen Menschen als auch mit uns selbst achtsamer umzugehen.

Oft verwechseln wir unser Bewusstsein nicht nur mit unserem Wissen, sondern gleichzeitig auch mit dem universellen Wissen unseres Lebens. Wir können es aber auch mit Gewahrsein verwechseln. Wenn wir das tun, sind wir der Meinung, dass das, was uns selbst bewusst ist, jedem anderen auch in gleicher Weise bewusst sein muss. Das erschwert unser gegenseitiges Verstehen.
Klarheit können wir entwickeln, wenn wir lernen, die Zusammenhänge zu erkennen. Dies ist der Fall, wenn wir beispielsweise sehen, dass wir in einem bestimmten Bewusstseinsgefüge aufwachsen, und wir die Erfahrung, nicht verstanden zu werden, schon als Kind gemacht haben, und wir rückblickend verstehen, dass sich auch daraus eine Bewusstseinsstruktur entwickelt hat.
Diese Bewusstseinsstruktur ist unsere individuelle Struktur, die unsere Persönlichkeit bildet und unser Charaktergefüge strukturiert. So entsteht unsere individuelle Fähigkeit, das Leben zu begreifen, Lebenserfahrung zu sammeln und aus dieser Lebenserfahrung zu lernen. Unser Bewusstsein ist die Lernstruktur für unser Leben. Wir machen Erfahrungen und lernen unser Leben lang.

Ego-Bewusstsein – Bewusstsein erweitern

Unser Bewusstsein zu erweitern bedeutet, es relativieren zu lernen. Das Ego-Bewusstsein ist jenes Bewusstsein, das sich bei allem immer auf uns selbst bezieht. In ihm stellen wir uns nicht in Frage und verurteilen die Dinge, noch bevor wir sie beurteilen. Die sofortige Verurteilung kommt in erster Linie daher, dass wir in unserem Ego-Bewusstsein Angst haben, etwas Neues zu lernen. Denn mit etwas Neuem verändert sich das gesamte Bewusstsein und stellt damit ja gleichzeitig wieder das alte in Frage.

In der Spirale unseres Ego-Bewusstseins drehen wir Neues so lange hin und her, bis wir es wieder verurteilen können. Nur verurteilt fügt es sich in das vorhandene Ego-Bewusstsein. So verhindern wir, es Erfahrungen machen zu lassen, wahres Bewusstsein zu haben und dieses zu erweitern. Denn wahre Bewusstseinsbildung setzt immer wieder eine Veränderung im Denken, Fühlen und Handeln voraus.

Ein Beispiel: Wir erfahren etwas Neues. Davon nehmen wir uns eine einzige Vokabel heraus und sagen: »Das kenne ich schon. Ich habe es ausprobiert, das ist Mist.«

Erfahrungen werden vermieden, weil unser Ego-Bewusstsein nicht bereit ist, tiefer in die Sache einzutauchen. Es hält uns in der theoretischen Betrachtung und verhindert so Praxis und Erfahrung.

109 Mudra zum Bewusstsein

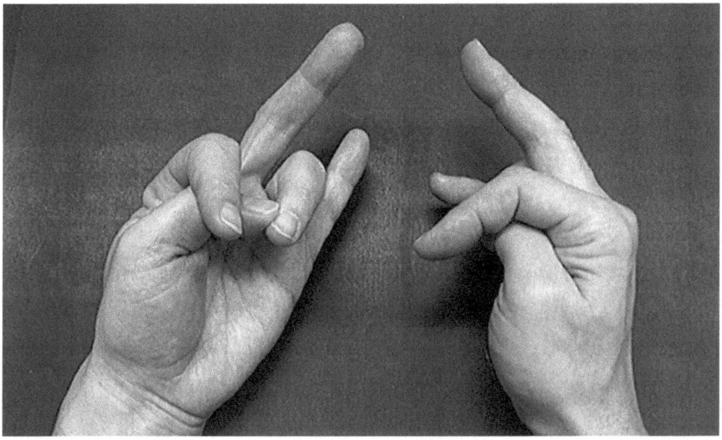

Hände:	rechts oder links oder beide
Beschreibung:	Daumenbeere auf Ringfingernagelfalz – mittelfingerseitig, zweites Gelenk des Zeigefingers – mittelfingerseitig – auf das erste Daumengelenk – außen
Zeit:	5 Minuten, mindestens 5 x täglich, 3 Minuten Mindestabstand
Im akuten Fall:	21 Minuten, mindestens 5 x täglich, 4 Minuten Mindestabstand
Nutzen:	balanciert die Schädelatmung und das Holz-Element, stärkt den autonomen Bewegungsreflex und die Meridiane, stabilisiert die Herzintegration, fördert die Atmung

Raum der inneren Begegnung

Wir brauchen einen Raum, in dem wir uns selbst begegnen können, einen Raum der inneren Begegnung, der uns die Findung unserer eigenen Persönlichkeit ermöglicht. Denn wie können wir an uns arbeiten, wenn wir uns selbst nicht kennen?

Wir sprachen vorhin von der klaren Kommunikation mit uns selbst, und wie wichtig sie ist. Durch sie schaffen wir einen inneren Raum, in dem wir uns selbst in größter Aufrichtigkeit begegnen können. Hier sieht und hört uns niemand, niemand kontrolliert uns, nur wir selbst sind da.
Ein kurzer Moment der Stille, täglich praktiziert, genügt, um uns diesen Raum zu erschaffen. In diesem Raum können wir uns selbst unvoreingenommen begegnen, Neues bewegen und prüfen, angstfrei sein und mit neuen Gefühlen und Emotionen spielen, ohne von anderen beobachtet oder verurteilt zu werden.

Verlust der Stille und Leere

Viele Menschen können in unserer lauten Welt Stille fast nicht mehr ertragen. Ich reise viel und erlebe den Lärm: Im Taxi Musik, Nachrichten und Werbung, am Flughafen Musik, im Flugzeug vor dem Start und nach der Landung Musik, während des Flugs das Flimmern der Fernseher oder der Leinwand, dann wieder Musik im Flughafen, im Taxi, in der Hotelhalle und auf den Gängen zum Hotelzimmer. Auf der Straße allgemeiner Lärm, zwischendurch Autoradios, aus denen der Bass dröhnt und bis ins Herz hinein schlägt. In jedem Lokal findet die Zwangsberieselung statt.

Viele Kinder und Jugendliche können sich auf ihre Hausaufgaben nur konzentrieren, wenn sie nebenher laut Musik hören. Ihr inneres Störfeld ist schon so groß, dass es mit einem äußeren Störfeld, wie lauter Musik, überlagert werden muss. So entsteht ein Ausgleich, der Konzentration erst ermöglicht. Konzentration aus der Stille heraus ist in unserer Gesellschaft beinahe verlorengegangen. Der ungeheure, energieraubende Lärm in einer Disko zum Beispiel verhindert jede verbale und nonverbale Kommunikation. Durch Lärm wird die natürliche Kommunikation bewusst unterbunden.

Wir geraten in immer neue Kunstformen der Kommunikation. Um wahre Verständigung geht es dabei nicht mehr.

Für unsere Gesundung ist es wichtig, dass wir trotz der lärmenden Bedingungen und der Anforderungen im Alltag auch wieder mit Stille und Leere zu leben lernen und uns bewusst einen Raum dafür suchen und erschaffen.

16. STILLE

Wir unterscheiden zwischen einer Dynamik in der Bewegung und einer Dynamik in der Ruhe. Die Dynamik stellt jeweils eine Struktur dar, die der Bewegung und der Ruhe eine Konstante gibt. Die Dynamik in der Ruhe ist kein Stillstand, sondern eine Wachsamkeit, die jeden Moment wieder in Bewegung treten kann. Tritt die Dynamik aus der Ruhe heraus, dann entsteht Stille.

Stille ist ein Raum, sie ist ein ruhender Raum. Dennoch ist sie gelassen, wachsam, beobachtend und beharrlich zugleich. Stille ist keine Stagnation.

Jede Bewegung sollte aus der Stille heraus entstehen, dann hat die Bewegung eine Dynamik, eine Struktur und eine Form. Jede Bewegung führt auch wieder zu einem Ende, und jede Bewegung vollzieht einen Zyklus – so auch die Stille, die begleitend in jeder Bewegung möglich ist.

110 Mudra zur Stille

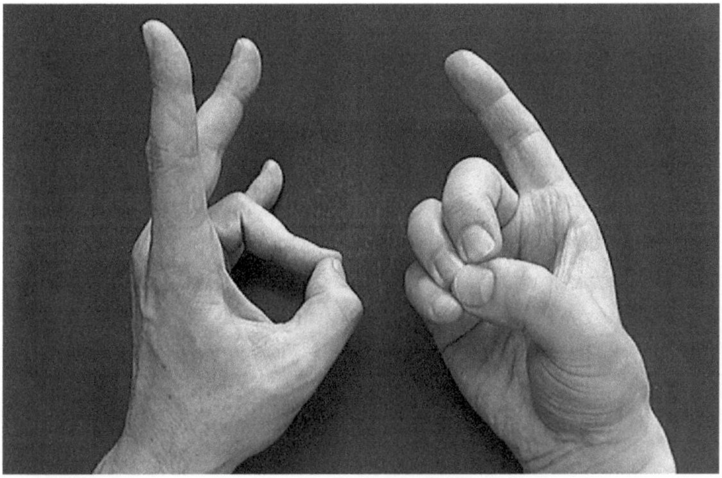

Hände:	beide
Beschreibung:	*rechte Hand:* Mittel-, Ring- und Kleinfinger um den Daumennagel legen *linke Hand:* Daumen und Ringfinger zusammen
Zeit:	5 Minuten, mindestens 6 x täglich, 1 Minute Mindestabstand
Nutzen:	reguliert die Verdauung und den Blutdruck, balanciert den Kiefer, fördert den Kontrollzyklus zwischen dem Wasser- und dem Feuer-Element

17. DIE DREI GOLDENEN PALÄSTE

Im Taoismus gibt es drei wichtige Systeme, die uns zu Ruhe und Stille führen. Sie werden die »Drei Goldenen Paläste« genannt und bestehen aus unserem Kopf, unserem Herzen und unserem sexuellen Zentrum, dem Zentrum unserer Kreativität. Die Erkenntnis dabei ist, dass nur dort, wo Leere ist, auch etwas aufgenommen werden kann.

Ziel ist es, in allen drei Bereichen Distanz zu haben:

Im Kopf sollten wir unser Wünschen und Wollen prüfen,
im Herzen unser wahres Verstehen bewegen,
und im sexuellen Zentrum, im Zentrum unserer Kreativität, sollten wir wachsam betrachten, welche Ziele unsere Kreativität verfolgt.

Der tägliche Umgang mit Stille und Leere lässt unsere innere Stärke wachsen und reduziert jenen Teil in uns, der uns Dinge ohne eigene Überzeugung tun lässt und uns manchmal fast wie ferngesteuert nach gesellschaftlicher Neigung streben lässt.

Leere im Gehirn

Unser Kopf sollte leer sein von falschen Meinungen und Vorurteilen. Wir sollten achtsamer mit unseren Wünschen und unserem Wollen umgehen und unsere Planungen so strukturieren, dass wir auch das Ende bedenken. Unser Kopf hilft uns dabei, aus Lebenserfahrung Bewusstsein zu gestalten.

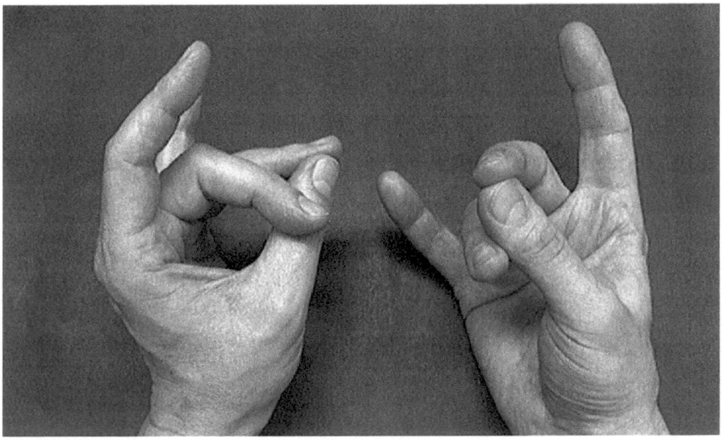

Hände:	beide
Beschreibung:	*rechte Hand:* Daumen und Mittelfinger zusammen, erstes Ringfingerglied – mittelfingerseitig – an erstes Daumenglied *linke Hand:* Daumen und Ringfinger zusammen, erstes Mittelfingerglied auf erstes Daumengelenk
Zeit:	4 Minuten, mindestens 4 x täglich, 1 Minute Mindestabstand
Im akuten Fall:	4 Minuten, mindestens 10 x täglich, 1 Minute Mindestabstand
Nutzen:	stärkt die Nerven, die Herzenergie und das Immunsystem, hilft bei Allergien, fördert den Lymphfluss

Leere im Herzen

Ein starkes Herz bringt uns innere Ruhe. Das Herz wird in der Kinesiologie auch als unser zweites Gehirn betrachtet. Was wir in unserem Kopf bewegen, kann durch schlaue Konzepte und Gedanken verändert werden. Was wir in unserem Herzen bewegen und wissen, kann uns niemand nehmen. Somit ist das Herz Sitz des klaren Verstehens und der unverbrüchlichen Wirklichkeit

Der zweite Goldene Palast ist das Herz: Die Konzepte und Vorurteile, die wir im Kopf festhalten, werden im Herzen verinnerlicht. Auch das Herz sollte frei von Voreingenommenheiten und Glaubenssätzen sein.

Das Herz ist der Sitz des wahren Verstehens und sollte zur Aufnahme des wirklichen Wissens bereit sein. Es sollte eine Herzensstruktur entstehen, die frei von Herzensneigungen ist. Wenn das Herz zu etwas geneigt ist, haben wir keine Klarheit in unserem Wünschen und unserem Wollen. Somit wollen und erwählen wir Dinge, die uns dann zum eigenen Schaden führen können.

112 Mudra zur Leere im Herzen

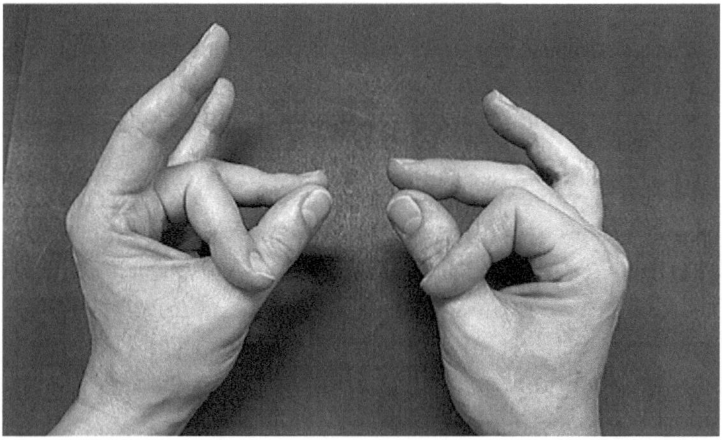

Hände:	beide
Beschreibung:	*rechte Hand:* Daumen und Mittelfinger zusammen, erstes Zeigefingerglied auf das erste Daumengelenk *linke Hand:* Daumen und Ringfinger zusammen, erstes Mittelfingerglied über das erste Daumengelenk
Zeit:	4 Minuten, mindestens 4 x täglich, 1 Minute Mindestabstand
Im akuten Fall:	4 Minuten, mindestens 10 x täglich, 1 Minute Mindestabstand
Nutzen:	balanciert den autonomen Bewegungsreflex, die Nerven und das Immunsystem

Leere im sexuellen Zentrum

Die sexuelle Kraft besteht zu 95 Prozent aus schöpferischer, kreativer Selbstheilungsenergie und zu fünf Prozent aus praktizierter Sexualität. Wir sprechen von den 95 Prozent, in denen wir unsere wirkliche, wahrhafte Kreativität leben.
Leere im sexuellen Zentrum heißt, dass unsere Kreativität und unsere Lebensstruktur klar überschaubar sind. Und auch hier geht es wieder um das Wünschen und Wollen. Sind unser Wünschen und Wollen in irgendeiner Form durch Herzensneigungen belastet, dann werden sie im kreativen Zentrum in falscher Richtung verstärkt, in der wir uns dann wiederum selbst schaden können.

113 Mudra zur Leere im sexuellen Zentrum

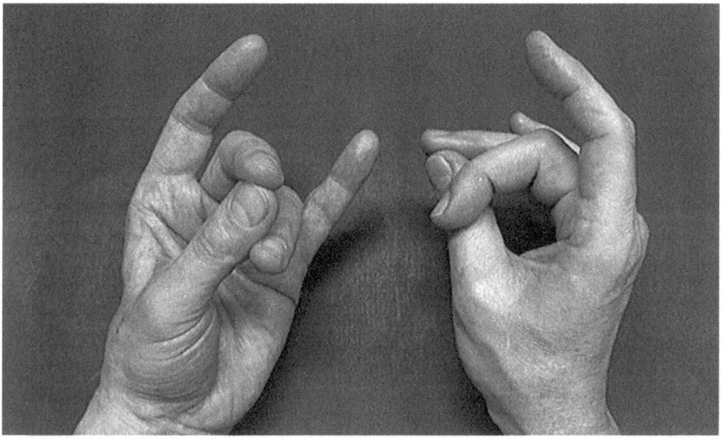

Hände:	beide
Beschreibung:	*rechte Hand:* Daumen und Ringfinger zusammen, erstes Mittelfingerglied auf erstes Daumengelenk *linke Hand:* Daumen und Mittelfinger zusammen, erstes Ringfingerglied – mittelfingerseitig – an erstes Daumenglied – außen
Zeit:	4 Minuten, mindestens 4 x täglich, 1 Minute Mindestabstand
Im akuten Fall:	4 Minuten, mindestens 10 x täglich, 1 Minute Mindestabstand
Nutzen:	balanciert die Herzenergie und die Atmung, unterstützt das Wasser-Element und die Meridiane, stärkt die Rückenmarksflüssigkeit, die Konzentration und das Feuer-Element

18. ENERGIE UND BALANCE

Dieser Zyklus von insgesamt sechs Mudras, drei davon zum Energieaufbau, drei zur Balance, kann in folgender Weise Anwendung finden:

Zum einen kann man alle sechs Mudras des Zyklus hintereinander halten, also erst die drei Aufbau-Mudras und dann die drei Balance-Mudras.
Dazu empfiehlt es sich, jedes Mudra zwei Minuten lang zu halten. Die Mudras werden in diesem Fall hintereinander, ohne Mindestabstand gehalten. Ein Zyklus dauert dann genau zwölf Minuten.

Es braucht dabei kein bestimmtes Balancethema gewählt zu werden. Der Zyklus stabilisiert die Basis unserer Gesundheit.

Wenn direkte Beschwerden oder akute Geschehnisse vorliegen wie Schnupfen, Erkältung oder Fieber, kann der gesamte zwölfminütige Zyklus wie oben gehalten werden – jedoch nicht nur einmal, sondern mit einem Mindestabstand von zwölf Minuten mehrmals hintereinander, bis zu empfohlenen zwölf Mal in der Folge.

Des Weiteren können alle Mudras des Zyklus auch einzeln verwendet werden.
Hierbei gelten die in der jeweiligen Beschreibung angegebenen Zeiten.
In der Einzelbeschreibung der Mudras werden unter dem

Stichwort »Nutzen« die Energiesysteme genannt, die von diesen Mudras in die Balance gebracht werden.

Alle sechs Mudras haben auch eine philosophische Komponente:
Das erste Aufbau-Mudra heißt:
Erkennen – die kreative Energie wird aktiviert.
Welche Erkenntnis gewinnen wir durch das Vorhandensein einer Imbalance?

Das zweite Aufbau-Mudra heißt:
Aufnehmen – die Energie in unserem Körper strukturiert sich.
Das Erkannte muss aufgenommen werden.

Das dritte Aufbau-Mudra heißt:
Verarbeiten – die Energie ist für die Balance stabil.
Das Aufgenommene muss verarbeitet werden.

Das erste Balance-Mudra heißt:
Bewusstsein – die Balance formiert sich.
Wenn wir etwas verarbeitet haben, geht es in unser Bewusstsein über.

Das zweite Balance-Mudra heißt:
Wissen – die Balancesysteme verbinden sich.
In unserem Bewusstsein bewegen und verbinden sich unsere Erfahrungen. Es entsteht eine wissende Struktur.

Das dritte Balance-Mudra zur Verankerung heißt:
Gleichklang – die Balance.
Unsere Emotionen und Energien kommen in Gleichklang und werden verankert.

114 Erstes Aufbau-Mudra: Erkennen

Die kreative Energie wird aktiviert.
Welche Erkenntnis gewinnen wir durch das Vorhandensein einer Imbalance?

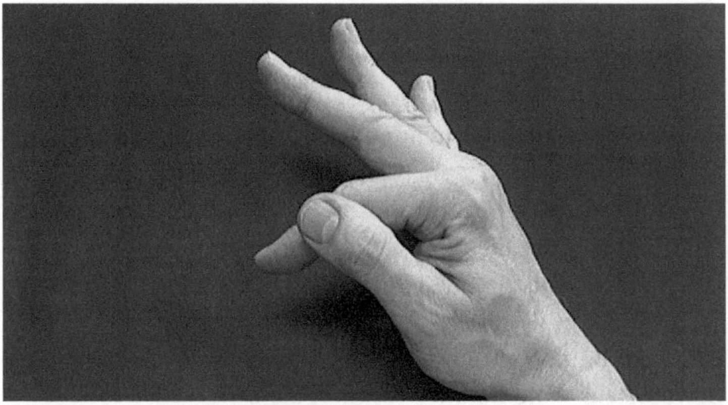

Hände:	rechts oder links oder beide
Beschreibung:	Daumenbeere auf zweites Zeigefingerglied – daumenseitig
Zeit:	5 Minuten, mindestens 2 x täglich, 7 Minuten Mindestabstand
Im akuten Fall:	5 Minuten, mindestens 4 x täglich, 3 Minuten Mindestabstand
Nutzen:	stärkt das Wasser-Element, fördert die Flexibilität und Schädelatmung, hilft bei Kopfdruck

115 Zweites Aufbau-Mudra: Aufnehmen

Die Energie in unserem Körper strukturiert sich.
Das Erkannte muss aufgenommen werden.

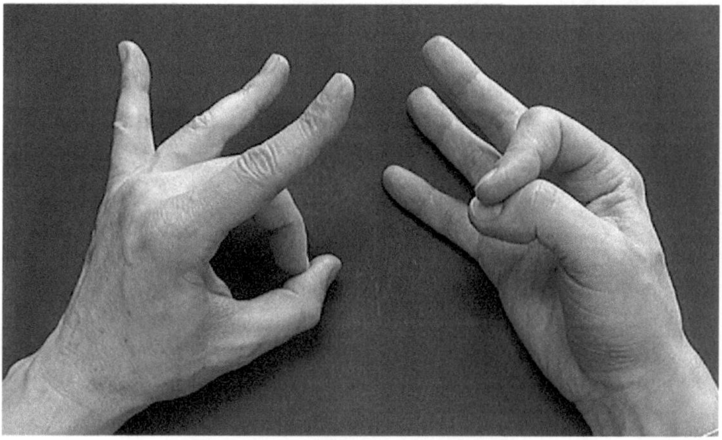

Hände:	beide
Beschreibung:	*rechte Hand:* Zeigefinger vor erstes Daumengelenk *linke Hand:* Mittelfingernagelspitze auf erstes Daumenglied innen Mitte
Zeit:	7 Minuten, mindestens 3 x täglich, 7 Minuten Mindestabstand
Im akuten Fall:	2 Minuten, mindestens 7 x täglich, 2 Minuten Mindestabstand
Nutzen:	fördert die Verdauung und Atmung, unterstützt die Herzintegration

116 Drittes Aufbau-Mudra: Verarbeiten

Die Energie ist für die Balance stabil.
Das Aufgenommene muss verarbeitet werden.

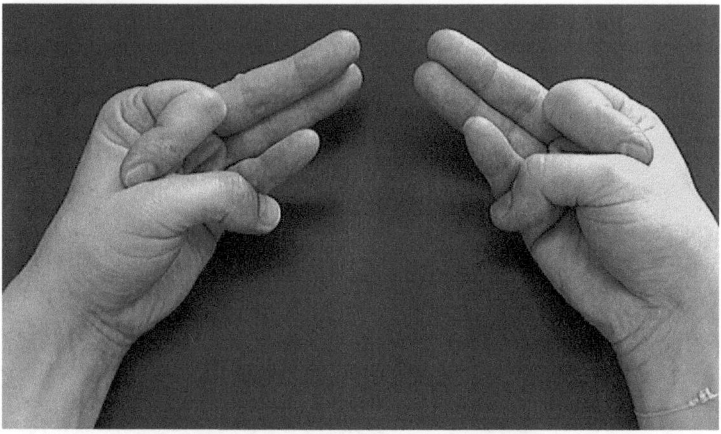

Hände:	rechts oder links oder beide
Beschreibung:	erstes Daumenglied – zeigefingerseitig – an drittes Kleinfingerglied – innen, Zeigefinger in die Daumengrube
Zeit:	3 Minuten, mindestens 5 x täglich, 2 Minuten Mindestabstand
Im akuten Fall:	2 Minuten, mindestens 10 x täglich, 1 Minute Mindestabstand
Nutzen:	fördert das Erd-Element mit Magen- und Milzenergie, unterstützt die Energie der Lunge, des Dünndarms und der Gallenblase, stabilisiert die Herzenergie und die Gelenke

Mudra-Zyklus zur Balance

117 Erstes Balance-Mudra: Bewusstsein

Die Balance formiert sich. Wenn wir etwas verarbeitet haben, geht es in unser Bewusstsein über.

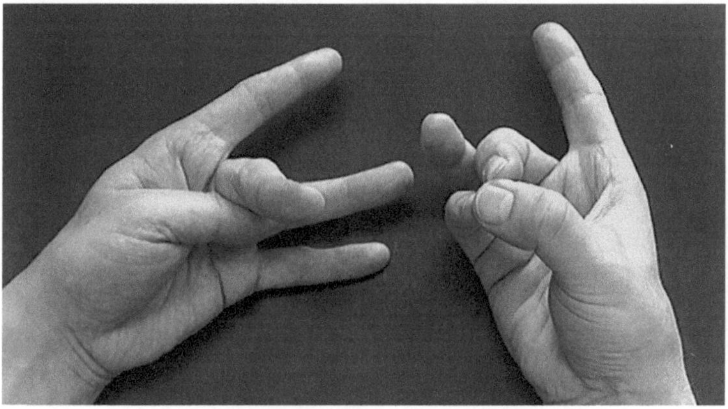

Hände:	rechts und links
Beschreibung:	*rechte Hand:* Daumen, Mittel- und Kleinfinger zusammen *linke Hand:* Daumennagel auf drittes Mittelfingerglied – ringfingerseitig
Zeit:	5 Minuten, mindestens 5 x täglich, 5 Minuten Mindestabstand
Im akuten Fall:	12 Minuten, mindestens 6 x täglich, 4 Minuten Mindestabstand
Nutzen:	stärkt die Rückenmarksflüssigkeit und den Bauchbereich, unterstützt das Wasser-Element und die Energie der Gallenblase, fördert die Beziehung zu uns selbst

Die Balancesysteme verbinden sich. In unserem Bewusstsein bewegen und verbinden sich unsere Erfahrungen.
Es entsteht eine wissende Struktur.

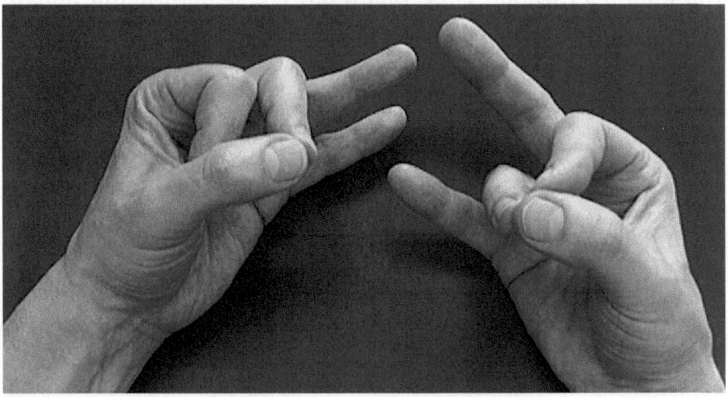

Hände:	beide
Beschreibung:	*rechte Hand:* Daumen, Zeige- und Ringfinger zusammen *linke Hand:* Zeigefinger an das zweite Daumengelenk – zeigefingerseitig, Daumen und Mittelfinger zusammen
Zeit:	5 Minuten, mindestens 4 x täglich, 7 Minuten Mindestabstand
Im akuten Fall:	9 Minuten, mindestens 9 x täglich, 3 Minuten Mindestabstand
Nutzen:	unterstützt die Wahrnehmung und die Atmung, fördert die physische und emotionale Verdauung, verbessert die Konzentration

119 Drittes Balance-Mudra: Gleichklang – die Balance

Unsere Emotionen und Energien kommen in Gleichklang und werden verankert.

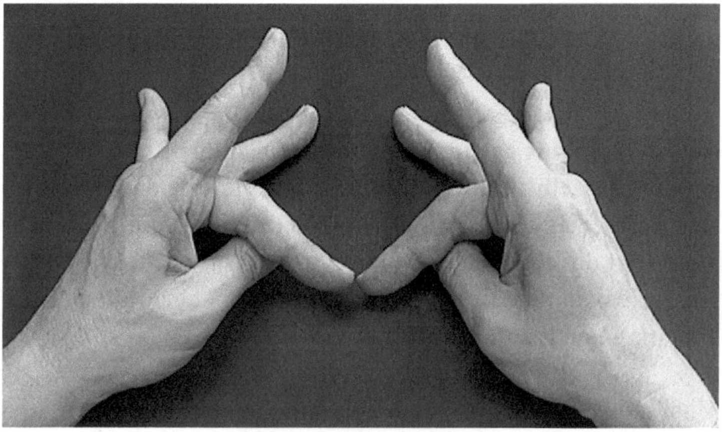

Hände:	rechts oder links oder beide
Beschreibung:	Daumennagel an zweites Mittelfingerglied – ringfingerseitig
Zeit:	4 Minuten, mindestens 5 x täglich, 9 Minuten Mindestabstand
Im akuten Fall:	33 Minuten, mindestens 5 x täglich, 12 Minuten Mindestabstand
Nutzen:	fördert die Kreativität im Wasser-Element, die Atmung und das Immunsystem, beugt Allergien vor, nützt der inneren Ruhe, stärkt die Intuition, balanciert heiße Füße

19. DIE ERKENNTNISSE ANWENDEN

Die Natürlichkeit der Selbsterkenntnis

Selbsterkenntnis gewinnen wir durch die klare Kommunikation mit uns selbst und mit unserer Umwelt. Erst dadurch, dass wir unseren inneren Raum kennenlernen und ihn auch ausfüllen, ist das Eindringen von Neigungen möglich. Wir lernen uns selbst immer besser kennen und haben zu allem klare Distanz - auch zu uns selbst.

Uns selbst zu kennen bedeutet, um unsere negativen und positiven Seiten zu wissen, unsere Schwächen und unsere Stärken. Wir haben eine klare Einschätzung und verstecken unsere Fehler nicht vor uns selbst.

Das Erkennen der eigenen Persönlichkeit fördert das Erkennen der anderen. Denn nur in dem Maß, indem wir uns selbst kennenlernen, können wir ein klares Verstehen für unsere Umwelt entwickeln.

120 Mudra zur Natürlichkeit der Selbsterkenntnis

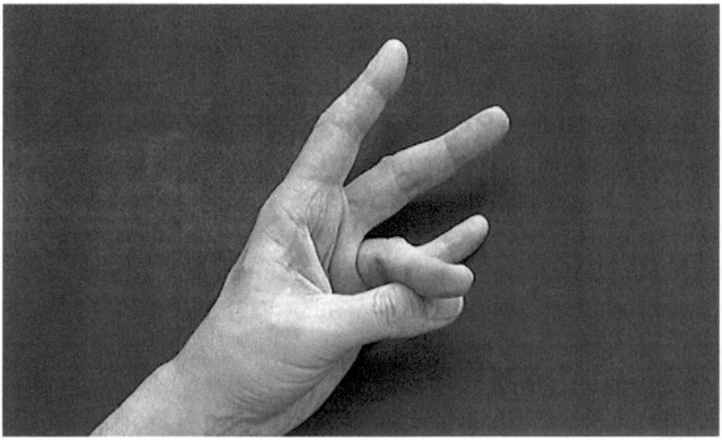

Hände:	rechts oder links
Beschreibung:	erstes Daumenglied – zeigefingerseitig – an erstes Ringfingergelenk – kleinfingerseitig
Zeit:	8 Minuten, mindestens 5 x täglich, 2 Minuten Mindestabstand
Im akuten Fall:	22 Minuten, mindestens 9 x täglich, 1 Minute Mindestabstand
Nutzen:	unterstützt den Kreislauf, die Atmung, die Gehirn- und Herzintegration sowie das Immunsystem besonders bei Allergien, Süchten und Phobien bei Allergien, Süchten und Phobien

Unseren Tagesablauf gestalten

Unser Tag beginnt mit dem Aufstehen und geht beispielsweise damit weiter, dass wir zur Arbeit, zur Schule, zur Uni, zum Einkaufen gehen oder unsere Kinder zur Tagesstätte bringen. So bringt unser Tagesablauf viele Funktionen mit sich, die wir oft als zäh empfinden und mit innerem Widerstand erledigen. Da wir aber wissen, dass wir sie erledigen müssen, lohnt es sich, eine Einstellung zu entwickeln, die uns hilft, diese Funktionen leichter zu erfüllen und mit Gleichmut im Herzen zu tragen.

Wichtiges von Unwichtigem zu unterscheiden und notwendige Dinge, die uns vielleicht nicht gefallen, zu erledigen – ohne dadurch unsere Kreativität und unsere Aufmerksamkeit für weitere Aufgaben zu verlieren – fördert uns in unserer Strukturierung und unserer inneren Klarheit.

121 Mudra zur Konzentration und Klarheit in unseren Handlungen

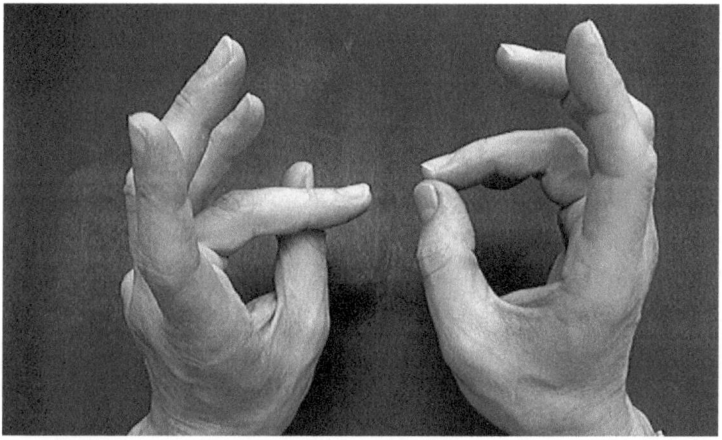

Hände:	beide
Beschreibung:	*rechte Hand:* Daumen und Ringfinger zusammen *linke Hand:* Daumennagelfalz – zeigefingerseitig – auf erstes Ringfingergelenk – kleinfingerseitig
Zeit:	5 Minuten, mindestens 5 x täglich, 4 Minuten Mindestabstand
Im akuten Fall:	20 Minuten, mindestens 4 x täglich, 10 Minuten Mindestabstand
Nutzen:	stabilisiert die Gelenke, die Wirbelsäule, das Immunsystem und die Atmung, fördert die Herzintegration und unterstützt das Wasser-Element

ANHANG

Historisches zur Balance durch Energie

Wir wissen heute, dass schon vor vielen tausend Jahren in China und Indien vertiefende Kenntnisse über Gesundheit und Krankheit gewonnen wurden. Weniger bekannt ist, dass das Wissen über die Energieströme in unserem Körper ursprünglich der Kampfkunst entstammt. Diese Erfahrungen aus der Kampfkunst wurden von der Heilkunst übernommen. Die Kampfkünste wurden in Klöstern in China und später auch in Japan unterrichtet. Sie waren und sind bis heute Teil der spirituellen Praxis. Bei der Schulung des Kämpfers geht es um die Schulung des Geistes und darum, dem inneren Feind entgegenzutreten, zur Ruhe zu kommen und sich selbst, andere und den eigenen Lebensweg zu erkennen. Der größte Gegner, den wir besiegen können, sind wir selbst. Die Praxis der Kampfkunst in ihrer ursprünglichen Form war und ist immer Teil der Philosophie der Heilkunst und dient der Schulung vieler Tugenden. Ein guter Kämpfer lernt, in sich ein Zentrum der Ruhe zu haben, das er nie verlässt. Die höchste Stufe in der östlichen Kampfkunst ist, zu siegen, ohne gekämpft zu haben.

Zur Stärkung des Körpers und zur Klärung des Geistes wurden und werden Übungen praktiziert. Diese Übungen sind in Kenntnis der Energieverläufe in unserem Körper entstanden. Die Kampfkunst und Meridian-Übungen waren geheime Wissenschaften, die nur bestimmten Lehrenden vorbehalten waren. Die Namen der Übungen dienten als Code. Nur die Lehrenden wussten, was sich hinter Begriffen wie »die Vereinigung des Yang« oder »Himmelssaum« tatsächlich verbarg. Zunehmend verbreitete sich die Lehre der alten Tradition Chinas und Indiens. Bis heute nehmen dort die Übungen und die Meditation zur Förderung der Selbstheilung und spirituellen Praxis einen sehr großen Raum ein.

Zum Begriff Mudra

Das Wort Mudra stammt aus dem Sanskrit und bedeutet wörtlich »Zeichen« oder »Siegel«. Man versteht darunter im weitesten Sinn eine Körperhaltung beziehungsweise Geste.
Die Anwendung von Mudras ist in vielen Teilen der Erde und in verschiedenen Bereichen verbreitet, beispielsweise in der Kampfkunst, in rituellen und volkstümlichen Tänzen, in der Heilkunst, in der Selbstheilung und in der Meditation. In Indien wurde die Kultur der Mudras besonders gepflegt. Von dort gibt es die meisten Überlieferungen. Auch in China wurden Mudras sehr häufig angewendet, jedoch wurden dort die meisten Überlieferungen, wie viele der alten Schriften, während der Kulturrevolution unter dem maoistischen Regime vernichtet. In den indischen Lehren werden Mudras unter anderem dazu verwendet, auf energetischer, physischer und psychischer Basis eine Balance zu erreichen. Die Mudras werden in Indien vom Meister an seinen Schüler weitergegeben. Der Schüler verwendet das Mudra, aber nur dem Meister ist die vollständige Bedeutung bekannt.
Auch in unserer westlichen Welt ist die Darstellung von

Fingerhaltungen auf vielen Heiligenbildern zu sehen. Nicht nur bei Buddha ist dies zu beobachten, sondern auch bei Jesus und den Aposteln.

Praktische Hinweise zur Anwendung der Mudras

Mudras können zur Prävention und im Akutfall gehalten werden. Sie sind energetische Nahrung für unseren Körper.

Die Nummerierung der Mudras

Die Mudras des ersten Bandes *Gesundheit in unseren Händen* tragen die Nummern 0 bis 75. Aus diesem Grund beginnen die Mudras in diesem Buch mit der Nummer 76. So ist eine klare Übersicht gegeben, die auch das Kombinieren der Mudras erleichtert.

Fingerbeweglichkeit

Um die Fingerbeweglichkeit allgemein und speziell vor dem Halten von Mudras zu verbessern, eignet sich das Mudra Nummer 0, das sich als Basis aller Mudras im ersten Mudra-Buch findet: Mittel-, Ring- und Kleinfinger beider Hände werden dabei rund um die Daumenspitze, entlang des Daumennagels gelegt. Das Mudra Fingerbeweglichkeit kann immer gehalten werden, wenn wir unsere Hände gerade nicht für andere Tätigkeiten brauchen.

Die anatomische und energetische Nomenklatur

Anatomisch werden die Fingergelenke von der Handmitte ausgehend zu den Fingerspitzen hin nummeriert – wie alle anatomischen Bezeichnungen unserer Körperglieder und Regionen von unserer Körpermitte ausgehend nach außen vorgenommen werden.
In der taoistischen Medizin verläuft die Nummerierung der Fingergelenke dem Energiefluss entsprechend von außen nach innen, das heißt von den Fingerspitzen zur Handmitte. Die Punkte an den Fingerspitzen unterhalb der Fingernägel sind an den Händen die Haupteintrittspunkte der Energie in den Körper.

Der Umgang mit den Mudras

Immer dann, wenn unsere Hände gerade nichts zu tun haben, kann die Zeit genutzt werden, um Mudras zu halten, beim Fernsehen oder im Kino, bei Gesprächen, beim Lesen oder beim Lernen. Weitere Gelegenheiten für das Halten von Mudras bieten sich beim Spazierengehen, im Zug oder Bus oder als Beifahrer im Auto. Manche kann man auch im Schlaf halten.
Effektiver ist es jedoch, sich bewusst Zeit zu nehmen und Mudras ohne Ablenkung zu halten. Denken wir doch einmal während des Haltens darüber nach, warum wir krank sind oder warum wir immer wieder in dieselbe Situation geraten. Während des Mudra-Haltens kommen uns schneller Ideen für Lösungen in den Sinn. Auch die Kraft zum Umsetzen wird durch sie geliefert.

Die Haltetechnik

Die Mudras werden sanft gehalten. Ein starkes Zusammenpressen der Finger macht sie nicht wirkungsvoller.
Mudras können auch über Nacht gehalten werden. In diesem Fall ist es sinnvoll und der Wirkung in keiner Weise abträglich, die Finger zu kleben. Es gibt hautfreundliche Klebestreifen, die sich dazu eignen.

Mindestabstand

Die Angabe der Mindestabstände bezieht sich immer nur auf die wiederholte Verwendung desselben Mudras. Unterschiedliche Mudras können ohne Mindestabstand nacheinander gehalten werden.

Wozu dient der Mindestabstand?

Der Mindestabstand ist eine Orientierungshilfe, damit wir wissen, ab wann eine Fortsetzung des Mudras sinnvoll ist. Der Mindestabstand ist als Verdauungsphase jener Energie anzusehen, die wir durch das Mudra-Halten einschalten.

Mudra-Wege

Werden Mudras zu unterschiedlichen Themen zusammengestellt und nacheinander als Mudra-Weg gehalten, ergibt sich eine große Erweiterung des Anwendungsspektrums. Alle Mudras eines Mudra-Wegs werden nacheinander ohne Pause gehalten. Als Mindestabstand zur erneuten Durchführung dieses Mudra-Wegs als Ganzes wird die Zeit des längsten Mindestabstands gewählt, der bei einem der verwendeten Mudras angegeben ist.

Das Mudra-Buch ersetzt nicht den Arzt

Die Herstellung und Verbesserung der eigenen Balance durch Mudras ist eine wichtige Hilfe bei jeder Therapie. Sie ist kein Ersatz für eine Heilbehandlung. Als mündige Patienten setzen wir uns mit unseren Problemen auseinander. Wir gehen zum Arzt, beherzigen seinen Rat und schenken dem Körper zusätzliche Aufmerksamkeit. Mit der regelmäßigen Anwendung der Mudras stärken wir unsere Fähigkeit zu Disziplin und Eigenverantwortung.
Weder verordnete Medikamente noch homöopathische Behandlungen oder laufende Therapien werden durch die Anwendung von Mudras gestört. Wir arbeiten immer mit der Energie des Körpers.

Fragen und Antworten

Liebe Leser,
vielen Dank an dieser Stelle für all Ihre Leserbriefe, für Ihre herzliche und vielfache Resonanz, für die Schilderung Ihrer Erlebnisse, Ihrer Experimentierfreude und des Nutzens, den Sie mit der Anwendung der Mudras erzielt haben!
Ihre Schilderungen geben immer wieder gute Anregungen zum Nutzen aller.

Wie gehe ich vor, wenn ich mehrere Mudras aus verschiedenen Gebieten halten will?
Es können ohne weiteres Mudras aus verschiedenen Gebieten zusammengestellt werden. Wir wählen zum Beispiel Mudra 1, 15 und 60 und halten sie ohne Pause hintereinander. Dann wird der längste Mindestabstand, der bei diesen Mudras angegeben ist, gehalten. Bei diesem Beispiel kann sich der nächste Durchgang nach zwölf Minuten anschließen.

Wenn ich mehrere Mudras halte, welchen Mindestabstand soll ich einhalten?
Den längsten Abstand, der bei einem der verwendeten Mudras angegeben ist.

Warum werden beim Halten von manchen Mudras die Fingerkuppen heiß?
Wenn sich die Energie im Körper balanciert, treten unterschiedliche Phänomene auf. Es kann sein, dass die Fingerkuppen heiß oder kalt werden, wir können mitunter auch ein Pulsieren spüren oder müde werden.
Zum besseren Verstehen: Verschiedene Menschen halten die-

selben Mudras. Die Intelligenz des Körpers weiß, wie sie die durch das Mudra entstehende Energie optimal für sich nutzt. Der Weg zur Balance ist bei jedem unterschiedlich, daher gibt es auch bei ein und demselben Mudra unterschiedliche Phänomene.

Muss das optische Bild unbedingt erreicht werden?
Die Mudras sollen so genau, wie es für den Menschen, der sie anwendet, gerade möglich ist, gehalten werden. Dann ist die Wirkung auch gewährleistet, auch wenn das Bild im Buch noch nicht erreicht ist.

Ich will mit dem Mudra Dickdarm die Heilung meiner akuten Darmentzündung unterstützen. Wie wichtig ist es, dass man das Mudra zehnmal am Tag 20 Minuten lang hält?
Wenn eine akute Krankheit vorliegt, ist der Energieeinbruch besonders groß. Dadurch, dass wir das Mudra länger und öfter halten, schalten wir die heilende Schwingung immer wieder ein. Weil die Krankheit ständig Energie verbraucht, ist es wichtig, die längeren Zeiten auch wirklich einzuhalten.

Kann man eine ähnliche Wirkung erzielen, wenn man die normalen Zeiten hält, aber dafür öfter als angegeben?
Nein, denn bei den normalen Zeiten geht es um Balance oder um vorbeugende Maßnahmen. Bei der Anmerkung geht es immer um akute Fälle.
Zum besseren Verstehen: Arbeiten wir im Präventivbereich, gleicht dies einer Glasscheibe, die dagegenfliegende Steine aushält. Im Krankheitsfall hat einer der Steine bereits ein Loch in die Scheibe geschlagen. Nun stellen wir uns vor, es ist bitterkalter Winter, es schneit und stürmt – aber wir haben keine Scheibe zum Austauschen. Was müssen wir dann tun,

um drinnen Wärme zu erzeugen? Wir könnten das Loch abdichten oder verstärkt heizen. Beides ist ein Mehraufwand. Dieses Beispiel lässt sich auch auf unseren Körper übertragen. Wenn bereits eine Krankheit vorliegt, müssen wir die Energie in einem ganz anderen Umfang aktivieren, um tatsächlich eine Besserung zu erhalten.

Was kann ich weiterhin tun, um mit meinen Problemen besser fertig zu werden?
Egal, um welche Problematik es sich handelt, das oberste Gebot sind liebevolle Distanz zum Problem und Flexibilität. Wenn wir mit einem Problem verhaftet sind, sehen wir nur das Problem bezogen auf die Symptomatik oder psychologische Aspekte. Wenn wir hingegen Distanz zur bestehenden Situation haben, entdecken wir Aspekte, die uns vorher nicht aufgefallen sind. Wenn wir nun auch noch flexibel sind, können wir uns vorstellen, dass mit unserer momentanen Problematik noch ganz andere Dinge zusammenhängen. Diese sind uns jedoch bei der ersten Betrachtung nicht aufgefallen. Erst Distanz und Flexibilität machen es möglich, den Betrachtungskreis so zu erweitern, dass man noch andere Möglichkeiten zur Bearbeitung erkennt.

Wie ist man auf die Dauer eines Modus gekommen?
Bestimmte Energien brauchen eine bestimmte Zeit, um einen gewissen Einschalteffekt zu erhalten. Manche Menschen halten ein Mudra und erleben ein Sekundenphänomen. Andere halten das Mudra einen Monat, und erst dann bewegt sich etwas. Es kommt immer darauf an, wo die Auslöser liegen und wie lange eine Imbalance schon besteht.
Viel hilft viel – dieser Spruch gilt bei Mudras nicht. Hier geht es um einen Einschalteffekt. Der Körper wird durch die

Mudrawiederholungen immer wieder in dieser Energie gefördert.

Was geschieht, wenn ich ein Mudra länger als die angegebene Zeit halte?
Die Mudras in meinen Büchern sind Mudras, die nach der guten Anwendbarkeit für jeden Menschen ausgewählt wurden. Sollten wir also während des Haltens etwas falsch machen, kann nichts passieren. Wenn wir ein Mudra länger halten, kann nichts Nachteiliges passieren. Im Gegenteil, es gibt auch Mudras, die gezielt über Nacht gehalten beziehungsweise mit einem hautfreundlichen Klebestreifen geklebt werden können. Das Mudra Entgiftung ist dafür zum Beispiel geeignet. Es ist ein funktionelles Mudra, das die Entgiftung des Körpers anregt, wenn viele starke Medikamente eingenommen werden. Damit wird die Verträglichkeit der Medikamente besser, und Nebenwirkungen können sich verringern.

Ist es möglich, dass ich ein Mudra statt zweimal täglich auch sechsmal täglich halte?
Mudras öfter als angegeben zu halten ist möglich. Hier spielt letztlich das persönliche Empfinden eine entscheidende Rolle. In diesem Zusammenhang müssen wir aber das Thema der persönlichen Empfindung genauer beleuchten: Der normale Mensch empfindet etwas als gut und sagt, das ist gut. Der normale Mensch empfindet etwas als ungut und sagt, das ist ungut. Nun ist es bei Gesundheit und Krankheit so, dass wir Gesundheit ja auch mit Krankheit konfrontieren müssen. Dadurch kann es durchaus vorkommen, dass wir anfangs ein Mudra als ungut empfinden. An diesem Punkt ist es wichtig, dass wir uns an das Mudra herantasten. Wenn der Körper zu lange eine Imbalance lebt und plötzlich mit einer balancierten

Schwingung in Berührung kommt, muss er die für ihn neue Schwingung erst verdauen. Das kann anfangs Verdauungsprobleme hervorrufen, was uns das Mudra als unangenehm empfinden lässt. Hat der Verdauungsprozess eingesetzt, wird das Mudra angenehm, und später setzt Balance ein. Wir müssen uns natürlich nicht mit Biegen und Brechen durch ein Mudra, bei dem es uns nicht gut geht, durchbeißen. Der sanfte Weg ist der bessere. Wir halten das Mudra, solange es geht – aber immer wieder und immer länger. So tasten wir uns vorsichtig an die vorgeschriebene Haltezeit heran, ohne große Reaktionen hervorzurufen.

Haben Sie sich in Ihrer Arbeit schon einmal mit Linkshändern befasst?
Linkshändigkeit kann etwas mit dem Gehirndominanzprofil zu tun haben. Das wirkt sich natürlich im täglichen Leben aus.
In der gehobenen Energielehre gibt es keine Links- und Rechtshänder, sondern nur Balance oder Imbalance. Die Mudras werden daher von Linkshändern genauso verwendet, wie sie im Buch beschrieben werden.

Putsche ich mich mit Mudras auf? Immer wenn ich sie halte, geht es mir gut, ohne bin ich müde.
Wenn wir Mudras halten, balancieren und koordinieren wir die körpereigene Energie so, dass sich schwache Energiesysteme wieder einschalten können. Nun wissen wir aber nicht, wie lange ein System schon aus der Balance ist. Daher ist das Halten von Mudras kein Aufputschen, sondern ein Auffüllen von zum Teil schon sehr schwachen Energiesystemen.

Wie kann man am besten Kombinationen zusammenstellen?
Wenn wir ein bestimmtes Symptom oder Problem haben,

können wir den Denkansatz dazu erweitern. In Kenntnis neuer Zusammenhänge können wir die Möglichkeiten zunehmend erweitern. So ergeben sich zum Beispiel auch viele sinnvolle Kombinationen durch die Zuordnung der Fünf Elemente zu unseren Organen und den vielen weiteren Systemen unseres Körpers. Unserer Kreativität sind keine Grenzen gesetzt.

Beispiel Schreiben: Wenn wir Probleme mit der Schrift haben, können wir das Mudra Gehirnintegration dazunehmen. Wenn wir das Schreiben gerade lernen, nehmen wir das Mudra Lernen hinzu.

Beispiel Halswirbelsäulenprobleme: Sie führen auch zu Wetterfühligkeit und Migräne. So nehmen wir diese beiden Mudras noch dazu, besonders dann, wenn wir das eine oder andere Symptom an uns bereits kennen.

Über den Autor

Kim da Silva absolvierte ein Studium der Chemie, Physik, Botanik, Mikrobiologie und Lebensmittelchemie. Ab Beginn der 70er Jahre folgten intensive Studien der indischen Philosophie, der Yogawissenschaften und verschiedener östlicher wie westlicher Methoden der Energiebalance und Selbstheilung.
Studienaufenthalte führten ihn unter anderem nach Japan, China, Taiwan, Indien, Sri Lanka, USA, Burma und Thailand. Er ist der Begründer des EM-K-Systems, der »Eternal Movement Kinesiologie«. Einen wichtigen Teil seiner Arbeit stellt die authentische Vermittlung der Lehre des chinesischen Weisheitsbuches *I Ging* dar.
Seit 1988 ist er von Meister Mantak Chia ausgebildeter Lehrer für Tao-Yoga. Nach 25-jähriger Arbeit und Forschung an der Universität und in der chemisch-pharmazeutischen Industrie arbeitet er seit 1987 als selbständiger Lehrer für östliche Philosophien und Heilmethoden; er hält Seminare und Vorträge und führt persönliche Beratungen durch.

Seit über 40 Jahren beschäftigt sich Kim da Silva mit Tee – seine besondere Aufmerksamkeit gehört dem hochwertigen grünen Tee. Durch die Entwicklung eines speziellen Verfahrens ist es ihm möglich, die energetische Wirkungsweise des Tees auf unseren Körper zu bestimmen. Er besucht die Teebauern und ihre Plantagen persönlich und stellt vor Ort ein Sortiment grüner Spitzentees zusammen, das über seinen Teeversand Kim da Silva – GOLDEN TAO in Berlin angeboten wird.

Seine Arbeit sieht er nicht als Alternative, sondern als Erweiterung des Bestehenden. Ziel seiner Kurse und Bücher ist es, energetische Wissenschaft und Philosophie anwendbar zu machen. Bisher sind sieben Bücher von ihm veröffentlicht worden. Kim da Silvas persönlicher Leitspruch lautet:

Um sein Nicht-Wissen wissen, ist Gesundheit,
Wissenschaft nicht kennen, ist Krankheit.

Lao Tse

Grüner Tee – zur energetischen Unterstützung

Grüner Tee ist die älteste Kulturpflanze der Welt. Er wurde bereits vor etwa 5000 Jahren im Gebiet des heutigen China angebaut. Schon von früher Zeit an wurde er in Gedichten, Liedern und Zeremonien verehrt und mit edlen Steinen und Metallen aufgewogen. Die chinesische Philosophie des Tao besteht aus acht Säulen, worunter eine »Das Tao der verborgenen Heilpflanzen« heißt. Im Tao der Heilkunst war die Herstellung von Medikamenten aus Pflanzen, Pflanzenteilen und Pflanzenextrakten immer von großer Bedeutung. Das Erforschen der Pflanzen und ihrer Wirkungen auf die Heilung und die Stärkung des Körpers war von jeher Tradition in China.
Die Teepflanze wächst ursprünglich als Baum, der eine Höhe von 18 bis 20 Metern erreicht. Um die Teeblätter leichter pflücken zu können, hat man begonnen, die jungen Bäume zu beschneiden, und sie somit im Buschwachstum gehalten. Im Laufe der Zeit wurden in den verschiedenen Provinzen Chinas unterschiedliche Teesorten kultiviert. Im Handel mit vielen Ländern wurde chinesischer Tee bekannt und geschätzt und später auch außerhalb Chinas angebaut. Mit der Entdeckung des grünen Tees entwickelte sich die Teekultur in Asien. China und Japan zählen zu den alten Teekulturländern, Indien und Ceylon zu den neuen.

Verschiedene Methoden der Zubereitung des grünen Tees und des schwarzen Tees sind bekannt. Beide haben als Ausgangsprodukt das Teeblatt vom Teebaum. Ihre Verarbeitung nach der Ernte geht jedoch unterschiedliche Wege.

Beim schwarzen Tee wird das Teeblatt gerollt und gebrochen. Dabei tritt Flüssigkeit aus. Der Tee wird nun bei feuchter Hitze fermentiert, dabei bildet sich eine Art Schimmel. Nach etwa 48 Stunden wird die Fermentation durch Hitze unterbrochen, der Schimmel abgetötet und der Tee getrocknet. Nach der Trocknung wird der Tee gesiebt, die Größe macht die Qualität aus: Je höher das Blatt liegt, desto günstiger ist die Position. Denn jene Blätter, die bis in die untersten Siebe fallen, sind nicht mehr hochwertig. Zur Aufwertung erhalten sie jedoch schöne Namen wie »Stardust«, »Sternenstaub«.
Wie Kaffee beinhaltet schwarzer Tee auch Koffein. Um die Herkunft des Koffeins zu unterscheiden, wird das Koffein im Tee nur Teein genannt. Die chemische Substanz ist jedoch die gleiche. Der schwarze Tee wird so zubereitet, dass das Koffein für unseren Körper in gleicher Weise vorliegt wie im Kaffee.
Das Koffein im Kaffee und im schwarzen Tee wirkt destabilisierend auf das Herz-Kreislauf-System. Indem Koffein die Adrenalinausschüttung anregt, ist seine Wirkung auf die Nebennieren nicht förderlich. Es versetzt unseren Körper ständig in einen unterschwelligen Stresszustand. So ist Koffein aus Kaffee und schwarzem Tee bei täglichem Konsum ein Energieräuber.

Grüner Tee hingegen wird gepflückt, gerollt, getrocknet, kurz erhitzt und ist dann bereits gebrauchsfertig. Die Blätter werden nicht gebrochen oder auf andere Weise verletzt. Grüner Tee enthält auch Koffein, doch in einer anderen Form, als es in Kaffee und in schwarzem Tee vorliegt. Dadurch kann es vom Körper auch anders aufgenommen werden. In der Fachsprache heißt das, dass die Galenik des Koffeins aus dem schwarzen und aus dem grünen Tee unterschiedlich ist. Das bedeutet, dass die gleiche Substanz im Körper auf unterschiedliche Weise wirkt.

Das Koffein im grünen Tee wirkt stimulierend auf unser Zentralnervensystem und auf den Gehirnstamm. Somit regt der grüne Tee von innen her an – wir werden wach, sind aber ruhig. Der Flash und das Zappelige, wie wir es vom Kaffee oder vom schwarzen Tee her kennen, bleiben aus.
Die spezielle Wirkung des grünen Tees will ich anhand eines Beispiels erklären: Wir kennen alle das Produkt Aspirin. Eine Aspirin-Tablette besteht zu 500 Milligramm aus dem Wirkstoff ASS (Acetylsalicylsäure) und zu 100 Milligramm aus Stärke. Diese 600 Milligramm werden unter hohem Druck in Stahlformen zu Tabletten gepresst.
Aspirin ist eines der ältesten Medikamente auf dem Markt, es ist seit etwa 100 Jahren bekannt. Das Patent dazu ist längst abgelaufen und das Recht zur Herstellung damit für andere Hersteller frei. Nun gibt es Firmen, die sagen, dass Aspirin zu teuer sei und sie in der Lage seien, die Herstellungskosten zu senken. Denn der Wirkstoff selbst wird auf dem Weltmarkt sehr günstig gehandelt. Aus einem Kilogramm stellt man 2000 Tabletten her. Diese Firmen ahmen Aspirin nach, geben dem Medikament einen anderen Namen und bringen es mit dem Argument auf den Markt, dass es dasselbe Mittel nur zu einem viel günstigeren Preis sei.
Viele Konsumenten wundern sich jedoch, warum sie, um die gleiche Wirkung zu erzielen, von Aspirin nur halb so viel einnehmen müssen wie von einem anderen Präparat, obwohl sich die Zusammensetzung doch nicht unterscheidet. Das liegt daran, dass die Hersteller von Aspirin verschiedene Merkmale wie den Feuchtigkeitsgrad, den Druck beim Pressen und weitere Kriterien berücksichtigen, wodurch die Tablette im Körper sehr zielgenau wirksam wird. Dem Hersteller des Konkurrenzprodukts fehlt dieses Wissen jedoch.
Vergleichbar sind die unterschiedlichen Wirkungsweisen mit

der des Koffeins im schwarzen und im grünen Tee. Galenik ist die Wissenschaft der biologischen Verfügbarkeit der einzelnen chemischen Komponenten im Körper. Es ist eine hohe Kunst, Arzneimittel so zu komponieren, dass bei einem minimalen Einsatz von Wirkstoffen eine optimale Ausnutzung entsteht.

Grüner Tee ist nicht gleich grüner Tee

Mittlerweile erfreut sich grüner Tee auch bei uns wachsender Beliebtheit. Doch bei dem zunehmenden Angebot in Supermärkten zu niedrigsten Preisen und der steigenden Anzahl verschiedener Produkte wie Getränke, Lebensmittel oder Kosmetika, die alle damit beworben werden, grünen Tee zu enthalten, ist es wichtig zu wissen, dass grüner Tee nicht gleich grüner Tee ist. Beim grünen Tee gibt es sehr große Qualitätsunterschiede, und so ist allein der Name auf der Packung noch kein Garant für die Wirkung. Grüner Tee ist in aller Munde, doch über umfangreiche Kenntnis verfügt bei uns kaum jemand. Und so brauchen wir eine Schulung für den richtigen Umgang mit ihm. In Asien wundert sich beispielsweise niemand darüber, dass man einen guten Tee mehrmals aufgießen kann. Und da man um seine Wirkung weiß, erstaunt es auch niemanden, dass sich diese Tees von anderen im Preis unterscheiden.

Das Wissen um den Wert des grünen Tees, die Kunst seines Anbaus, seiner richtigen Herstellung und Zubereitung haben in Asien eine lange Tradition und sind dort bis heute lebendig. Die grünen Tees von hoher und höchster Qualität gibt es bei uns im Handel kaum, grüne Spitzentees werden nicht für den allgemeinen Konsum exportiert. Und selbst in Asien gibt es Sorten, die dem Handel vorenthalten bleiben. Grüne Tees der Spitzenklasse waren von jeher und sind heute noch etwas ganz Besonderes. Ihre Menge ist begrenzt, und die Nachfrage ist groß.

In Japan und Amerika wurde man schon früh auf diese grünen Tees aufmerksam. Berichte aus dem Jahr 1988 bestätigen die Wirkung auf das Zentralnervensystem und auf den Gehirnstamm. Es wurde nachgewiesen, dass diese hochwertigen grünen Tees die Zelldegeneration verhindern, Allergien abbauen und Krebs vorbeugen können. In einem Artikel der Universität Berkeley wird darauf hingewiesen, dass sich die Beschreibung jedoch nicht auf jeden grünen Tee bezieht, da die Qualität der Tees für die Wirksamkeit entscheidend ist.

Hochwertiger grüner Tee ist ein Nahrungsmittel. Er hebt unser Energiepotenzial und fördert den autonomen Bewegungs- und Selbstheilungsreflex. Er hilft beim Umdenken und unterstützt uns, die tägliche Disziplin an Übungen und Gedankenhygiene konsequenter zu leben.

Kim da Silva

Gesundheit in unseren Händen

Mudras – die Kommunikation mit unserer Lebenskraft

Kim da Silva beschreibt in diesem Buch 75 Mudras zur Behandlung unterschiedlichster Beschwerden und Störungen des menschlichen Körpers. Die Anwendung dieser Mudras ist vorbeugend genauso sinnvoll wie im Akutfall – und auch zur Unterstützung ärztlicher Behandlung geeignet. Seit 16 Jahren ist das Buch ein Klassiker und Standardwerk der östlichen Heilkunde.

KNAUR
MENSSANA

Ted J. Kaptchuk

Das große Buch der chinesischen Medizin

Die Medizin von Yin und Yang in Theorie und Praxis

Ted Kaptchuk ist weltweit führender Experte für fernöstliche Medizin und bringt dem westlichen Leser die traditionelle chinesische Heilkunst in Theorie und Praxis auf sehr verständliche Weise nahe. Ein umfassendes Grundlagenwerk für alle, die die Medizin von Yin und Yang verstehen und anwenden wollen.

KNAUR

Dr. med. Klaus-Dieter Platsch

Das Heilende Feld

Was Sie selbst für Ihre Heilung tun können

Was können wir bei einer Erkrankung selbst tun, um gesund zu werden? Klaus-Dieter Platsch hat auf diese uns alle betreffende Frage eine revolutionäre Antwort. Er gibt praktische Anleitungen, wie jeder Mensch Kontakt zu seinem innersten Heilkern – dem Heilenden Feld – aufnehmen kann. Mit Hilfe von Meditation und Gebet kann eine umfassende Heilung für Körper, Geist und Seele geschehen.

KNAUR
MENSSANA

Dr. med. Klaus-Dieter Platsch

Das Heilende Feld